实用眩晕诊疗手册

第 3 版

吴子明　刘　博　主编

科学出版社

北京

内 容 简 介

本书在第 2 版的基础上进行了全面更新，分别就眩晕的症状、诊断分类等进行了更新。增补了前庭功能检查法的新进展及功能性眩晕的诊治；并对良性阵发性位置性眩晕、梅尼埃病、前庭神经炎等疾病进行了更新和调整；对其他疾病如偏头痛性眩晕、儿童眩晕、大前庭水管综合征、双侧前庭病、声音及压力性眩晕（上半规管裂和 Tullio 现象）、运动病、颈性眩晕、中枢性眩晕的诊治，以及精神性眩晕的诊治、前庭康复的临床方法，也都进行了修订。

本书紧跟眩晕领域的进展，全面、系统地介绍了眩晕临床诊治现状，图文并茂、深入浅出，可供耳鼻咽喉头颈外科、神经内外科医生及其他对眩晕感兴趣的人员参考。

图书在版编目（CIP）数据

实用眩晕诊疗手册 / 吴子明，刘博主编. —3 版. —北京：科学出版社，2022.2

ISBN 978-7-03-071369-8

Ⅰ. ①实… Ⅱ. ①吴… ②刘… Ⅲ. ①眩晕–诊疗–手册 Ⅳ. ①R764.34-62

中国版本图书馆 CIP 数据核字（2022）第 019469 号

责任编辑：沈红芬 许红霞 / 责任校对：张小霞
责任印制：赵 博 / 封面设计：陈 敬

科学出版社 出版

北京东黄城根北街 16 号
邮政编码：100717
http://www.sciencep.com

固安县铭成印刷有限公司印刷
科学出版社发行 各地新华书店经销

*

2009 年 3 月第 一 版 开本：890×1240 1/32
2022 年 2 月第 三 版 印张：5 5/8
2025 年 1 月第七次印刷 字数：180 000

定价：**45.00 元**
（如有印装质量问题，我社负责调换）

《实用眩晕诊疗手册》第3版
编 写 人 员

顾　问　张素珍　张连山

主　编　吴子明　刘　博

编　者　（按姓氏汉语拼音排序）

柴　滨　首都医科大学附属北京天坛医院神经内科

陈　曦　福建医科大学附属第一医院耳鼻咽喉科

杜　一　中国人民解放军总医院第一医学中心耳鼻咽喉头颈外科

贾宏博　中国人民解放军空军特色医学中心研究部

蒋子栋　北京协和医院耳鼻喉科

李　文　潍坊市人民医院脑科医院神经内科

刘　波　华中科技大学同济医学院附属协和医院耳鼻咽喉头颈外科

刘　博　首都医科大学附属北京同仁医院耳鼻咽喉头颈外科

刘兴健　中国人民解放军总医院第一医学中心耳鼻咽喉头颈外科

区永康　中山大学孙逸仙纪念医院耳鼻喉科

王武庆　复旦大学附属眼耳鼻喉科医院耳鼻喉科

王振华　潍坊市中医院脑病五科

吴子明　中国人民解放军总医院第一医学中心耳鼻咽喉头颈外科

徐　进　北京医院耳鼻喉科

曾祥丽　中山大学附属第三医院耳鼻咽喉科

秘　书　杜　一　李　文　刘兴健

第 3 版前言

《实用眩晕诊疗手册》面世已经 10 年有余。第 1 版到第 2 版历时 8 年，第 2 版到目前的第 3 版历时近 4 年。通过这个时间轴可以反映出近年前庭医学领域的发展迅速，客观上需要尽快再版。10 年前，眩晕中心、眩晕门诊开始起步。今天，每个地区基本都有重点从事眩晕诊疗的专业医生，这是眩晕患者之福。

尽管眩晕领域发展很快，但存在的问题依然很多。眩晕作为一种神经耳科学与神经科学等（也包括骨科学、身心医学等）交叉的疾病，目前多学科融合还需要不断深入，但这并不是简单的多学科会诊就可以解决的。误诊、误治的现象依然常见，需要专业医生充分认识眩晕诊治的基本规律，并认真解读、理解各类指南与专家共识，减少进行不必要的检查和治疗，节约医疗资源，减轻患者的负担。这一领域的现状要求临床与研究工作进一步深入。

编者希望本书能向从事眩晕诊治的临床医生，尤其是年轻医生传递这一领域国内外诊治的最新进展，为他们提供一本实用的参考书。

由于编者水平有限，书中缺点和不足在所难免，恳请同道批评、指正。

吴子明　刘　博
2021 年 6 月于北京

第1版前言

　　眩晕是门诊患者就诊最常见的主诉之一，也是临床上一直公认的一个难点。眩晕作为临床常见病症，严重影响患者的生活质量。眩晕的临床诊治近年来发展较快，尤其是对一些疾病诊治的认识有了长足的进展。国内从事眩晕诊治的临床专业人员也逐步增加，眩晕诊疗中心及类似机构在一些医院陆续出现，这是社会需要与学科发展的必然。

　　但是，综观国内眩晕诊治领域，存在的问题还很多。首先，眩晕作为一种神经耳科学与神经科学等（也包括诸如骨科学和其他内科学）交叉的疾病，在每个学科都没有给予足够的重视。到目前为止，国内还没有成立独立的眩晕或平衡学术组织，严重制约了这一领域的学术交流，影响了学科水平的提高。造成的后果是眩晕诊治水平的落后，误诊、误治现象非常普遍。一个触目惊心的例子就是多数医生至今还认为，颈椎病是导致眩晕的重要病因，伴随这一错误认识的结果是进行不必要的检查和治疗，浪费了医疗资源，增加了患者负担。此外，眩晕疾病的诊断标准目前国内还很少，没有统一的标准，制约了这一领域的临床研究，影响学科进步；诊断问题的混乱也必将使治疗无的放矢。截至目前，耳源性眩晕中只有梅尼埃病和良性阵发性位置性眩晕国内有相关的诊治共识。所有这些使得这一领域的临床与研究工作任重而道远。

　　本书的出发点是希望向从事眩晕诊治的临床医生传递这一领域的国内外的最新进展，不仅为耳鼻咽喉科医生的临床工作提供指导，也可为相关学科如神经科医生和对眩晕感兴趣的人员提供参考。

　　本书的编写得到从事眩晕临床诊治的三位老专家刘铤教授、张素珍教授和张连山教授的热情关心与指导，在此表示衷心感谢。

　　由于编者水平所限，书中缺点和不足在所难免，恳请同道批评、指正。

吴子明　刘　博

2009 年春于北京

目　　录

第一章

头晕/眩晕的临床分类

　　头晕/眩晕是一种不舒适的身体感受，其中眩晕多指因空间定向能力紊乱所引起的运动错觉。除精神（或情绪）引起的眩晕外，所有生理性和病理性眩晕均有其神经生理或病理生理的发生机制。既往教科书多采用外周性眩晕和中枢性眩晕的分类方法，基于临床实用和急诊处理的考虑，对急性发作的眩晕类疾病更强调快速临床思维过程和及时鉴别诊断治疗。由于眩晕发病的临床特点多样，Bárány 学会近年来为了促进临床医生和研究者之间的有效交流，通过建立内部的系统工作流程和促进不同专业学会之间达成共识的工作流程，推出了"前庭疾病国际分类"（International Classification of Vestibular Disorders，ICVD）规则。其意义在于促进相关疾病诊断标准的制定、流行病学调查、机制与治疗的研究。目前临床工作中将其推荐为常用的头晕/眩晕分类方法。

一、头晕/眩晕的临床分类

　　如果仅从眩晕的角度出发，可以将导致眩晕的临床各科多种疾病进行归类，其临床分类很多。如果按照发生疾病的部位区分，可以分为外周性眩晕、中枢性眩晕，或耳源性眩晕、非耳源性眩晕。如果按照引起疾病的原因区分，可以分为血管性眩晕、创伤性眩晕、药物性眩晕、感染性眩晕、位置性眩晕、自身免疫性眩晕等。如果按照发病的时间区分，可以分为急性眩晕、慢性眩晕。如果按照眩晕的性质区分，可以分为旋转性眩晕、非旋转性眩晕，或真性眩晕、假性眩晕等。如果按照发病的年龄区分，可以分为儿童性眩晕、老年性眩晕。

　　由于眩晕疾病分类的出发点不同，分类方法多样，导致不同学科之间的交流容易出现混乱。因此，Bárány 学会推出了 ICVD 规则，其定义明确、方法简便、相对规范。其主要包括症状和体征、综合征、功能障碍及疾病诊断、发病机制等四个层面内容，是目前临床推荐使用的前庭疾病分类方法。

二、前庭症状的基本概念

由于前庭系统可分为广义和狭义两种，涉及脑内诸多神经调节范畴，因此 ICVD 中限定的前庭疾病是指源于前庭系统的疾病，特指影响到内耳前庭迷路、连接迷路到脑干的结构、小脑、处理空间刺激的皮质下结构，以及前庭皮质的相关疾病；还包括原发于其他系统但产生与前庭功能障碍相似症状的疾病，但对原发的非前庭疾病不进行重新定义或分类。

由于前庭系统疾病可出现多种易混淆的症状，前庭症状本身也不具备完全特异性的定位和疾病分类的含义，因此术语描述要纯粹，其一致性很关键，ICVD 限定的前庭核心症状分为如下四类。

（1）头晕：指空间定向能力受损或功能失调的感觉，没有运动错觉或扭曲。

（2）眩晕：指自身没有运动但感受到自身（头/身体）运动，或者在正常头部运动时出现异常的自身运动感觉。

（3）前庭-视觉症状：是由前庭病变或视觉与前庭系统相互作用所引起的视觉症状。其包括运动错觉、周围景物倾斜和由前庭功能损失引起的动态视物模糊等。

（4）姿势性症状：指在直立位或行走时出现的、与姿势维持有关的平衡症状。其包括不稳感、方向性倾倒，或者与平衡相关或其他前庭症状相关的将要跌倒的感觉，以及与平衡相关或与其他前庭症状相关的完全不稳与跌倒等。

三、前庭综合征的概念与意义

ICVD 中提出的综合征概念在症状和体征，以及引起这些症状和体征的疾病与功能障碍之间架起了一座桥梁，包括三个特定的综合征，其意义在于尽可能地规范临床诊断和研究范畴的纳入标准，以利于临床诊治路径建立。

（1）急性前庭综合征（acute vestibular syndrome，AVS）：是一组以急性起病、持续性头晕/眩晕或不稳为主要症状，持续数天至数周，通常有进行性前庭系统功能障碍的临床综合征。此类综合征为单次突然发作的前庭症状和体征，具有单时相并持续一定时间的特点，主要包括前庭神经（元）炎、急性迷路炎、损伤性前庭性疾病、脱髓鞘疾病及脑卒中所引起的外周或中枢前庭系统损害。常见病因以前庭周围性疾病为主，但脑卒中引起的急性眩晕后果最为严重，需要高度重视并优先识别。

（2）发作性前庭综合征（episodic vestibular syndrome，EVS）：是一组以短暂发作的眩晕、头晕、站立不稳为主要症状的综合征，持续数秒到数小时，偶有数天，通常包括一些暂时的、短暂的前庭系统功能障碍（如眼震、跌倒发作），也有一些症状和体征提示耳蜗或中枢神经系统功能障碍。此类综合征通常具有多次反复发作的特点（也可能是发作性疾病在首发事件之后的初次表现），包括良性阵发性位置性眩晕、梅尼埃病、前庭偏头痛、惊厥发作、低血糖及短暂性脑缺血发作引起的中枢或外周前庭系统结构损害。

（3）慢性前庭综合征（chronic vestibular syndrome，CVS）：是一组以慢性头晕/眩晕或不稳为主要症状，持续数月至数年，通常有持续性前庭系统功能障碍（视震荡、眼震、步态不稳）的临床综合征，也有一些症状和体征提示耳蜗或中枢神经系统功能障碍。包含持续时间超过一定标准的前庭症状和体征的疾病与功能障碍，如双侧前庭功能减退或小脑变性、老年性前庭病、持续性姿势-知觉性头晕等。

四、功能障碍和疾病诊断及发病机制探讨

ICVD 分类的第三层含义在于尽量使用现有的术语和最佳的术语进行描述并试图包含全部前庭疾病和功能障碍。但由于大多数前庭疾病没有单一的有效检查依据来确诊，因此结合症状维度（如类型、时间、诱因）及辅助检查结果等临床实用标准（包括支持标准和否定标准），尽可

能对疾病进行"确诊"和给出"可能"的诊断，其区分程度非常重要。因为 ICVD 的目的是推荐临床医生仅对确诊患者采用高风险的治疗手段，而对可能诊断的患者则采用低风险的治疗方法(如生活方式改变等)。

为了明确诊断和给予患者最佳的治疗方案，临床医生还必须研究临床表现背后的发病机制，但是现阶段前庭疾病的病理解剖、病理生理和病因学机制还有待发展与完善，这也为今后的工作指明了方向。

五、可引起眩晕的疾病

临床各科均可见到眩晕疾病,其中以耳科疾病引起的眩晕最为多见,下面列举一些在临床鉴别诊断中应着重考虑的常见疾病。

1. 耳科疾病　外耳道异物或耵聍栓塞，尤其是豆类异物或耵聍块经水泡胀压迫外耳道后壁的迷走神经，经神经反射到前庭系统引发眩晕。气压性中耳炎、分泌性中耳炎、化脓性中耳炎、中耳及乳突肿瘤可引起眩晕。鼓室成型术后镫骨足板如被推入前庭窗，压迫椭圆囊斑或其神经可引起眩晕。耳硬化症病灶侵及内耳道骨壁或前庭器官的骨壁可引发眩晕。此外，迷路瘘管、各种迷路炎和迷路特殊感染等也可引发眩晕。

常见的有突发性聋伴眩晕、良性阵发性位置性眩晕、梅尼埃病、前庭神经炎、复发性前庭病、迷路供血障碍、迷路震荡、迷路出血、迷路外伤、大前庭水管综合征、迟发性膜迷路积水、运动病、内耳减压病、Hunt 综合征、化学物质及药物耳毒性引发的眩晕等疾病。

2. 神经（内、外）科疾病　包括后循环供血不足、小脑脑桥角占位病变、小脑占位病变、脑干占位病变、多发性硬化、延髓空洞症、颞骨骨折、颅脑外伤、脑炎及脑膜炎、颅颈结合部位畸形、偏头痛、遗传性共济失调，以及睡眠障碍、精神性眩晕、持续性姿势–知觉性头晕等。

3. 内科疾病　血液病、糖尿病及出血性紫癜等引起的迷路出血；高血压、低血压、高血脂、血管硬化、心脏病、胶原病等引起迷路供血障碍；代谢病、内分泌疾病等引起内耳体液循环和代谢紊乱；慢性疲劳综合征及艾滋病等。

4. 外科、骨科疾病　外伤、颈肌损伤、颈部疾病、Paget 综合征等。

5. 皮肤科疾病　先天性及后天性梅毒。

6. 眼科疾病　各种眼病性眩晕。

7. 儿科疾病　颅后窝占位病变如小脑肿瘤，肠寄生虫病如肠蛔虫病，先天性心脏病，以及上述各科的不少疾病也可见于儿童。

8. 妇产科疾病　妊娠早期的妊娠反应可引起眩晕；妊娠后期迷走神经腹腔丛受压，通过神经反射可引发眩晕，立位和坐位时加重，卧位时减轻。这类孕妇多不能起床，分娩后即不再眩晕。此外，妊娠高血压等也可引发眩晕。

（刘　博）

第二章

眩晕诊治原则

第一节　眩晕症状的分类

一、眩晕症状的国际分类

2012 年 Bárány 学会前庭疾病分类委员会发布了前庭症状的国际分类方法，这一文件正在规范前庭症状的临床分类。按照该分类方法，前庭症状可分为四大类：眩晕、头晕、前庭-视觉症状和姿势性症状。

每一类症状的细分见表 2-1。

表 2-1　前庭症状

眩晕	头晕	前庭-视觉症状	姿势性症状
1. 自发性眩晕	1. 自发性头晕	1. 外在的眩晕	1. 不稳
2. 诱发性眩晕	2. 诱发性头晕	2. 振动幻视	2. 方向性倾倒
（1）位置性眩晕	（1）位置性头晕	3. 视觉延迟	3. 平衡相关的近乎跌倒
（2）头运动眩晕	（2）头运动头晕	4. 视觉倾斜	4. 平衡相关的跌倒
（3）视觉引发的眩晕	（3）视觉引发的头晕	5. 运动引发的视物模糊	
（4）声音引发的眩晕	（4）声音引发的头晕		
（5）Valsalva 动作引发的眩晕	（5）Valsalva 动作引发的头晕		
（6）直立性眩晕	（6）直立性头晕		
（7）其他诱发性眩晕	（7）其他诱发性头晕		

二、眩晕病史的询问

前庭疾病诊断的主要依据是症状，这是眩晕正确诊断的前提，正确理解和定义前庭症状也是专业交流的基础。眩晕是自身运动感，是内在性前庭感觉，有别于所谓的外在性视动感觉。眩晕症状是眩晕症诊断最核心的内容之一。病史采集在医生的职业生涯中是一门艺术，随着经验的积累会日臻完善。目前，关于前庭疾病有很多问卷，但执业医师不必拘泥于这些问卷，可以根据个人的经验灵活应用。病史采集的内容包括起病时的症状、严重程度、波动状况、疾病进展、激发因素、缓解因素、残留症状和功能障碍等情况。当然，过敏史、服用药物等情况及全身情况也需关注。在进行眩晕的问诊时，应建议患者用自己的语言去描述自身的感觉。

（1）眩晕的持续时间和病程：问诊的问题有症状是发作性还是持续性，每次发作持续多长时间，发作间期是否完全正常？发作性眩晕持续数秒并与头位变化相关可能是良性阵发性位置性眩晕；眩晕持续数十分钟至数小时可能是梅尼埃病或者前庭性偏头痛，也可见于脑干或小脑相关结构短暂缺血发作；眩晕持续数天可能是前庭神经元炎或者前庭性偏头痛；发作性运动敏感，尤其是用力时症状明显，提示外淋巴瘘，尤其是有头部或者耳部创伤者。

（2）眩晕的类型：旋转性头晕（类似于旋转之后的感觉，如前庭神经炎）；姿势不稳感（如乘船遭遇风浪的摇摆感，可见于精神性眩晕）；头麻木感（可见于药物或毒物反应，如乙醇、镇静药、肌松药）。

（3）眩晕激发或加重：无激发因素（如前庭神经炎）；步行时出现（可见于双侧前庭病）；转动头部时加重（如前庭阵发症）；头位改变（可见于良性阵发性位置性眩晕）；咳嗽、压力或某一频率的声音——Tullio现象（如外淋巴瘘）；某种社交场合（可见于精神性头晕-恐惧性姿势性头晕）。需要进一步根据伴随症状进行问诊和分析。

第二节　眩晕常见疾病的鉴别诊断

眩晕一般会伴随感知、眼动、姿势和自主神经症状（如眩晕、眼震、共济失调、恶心和呕吐）。这四类症状反映前庭系统与其他感觉-运动系统之间的相互关联：①眩晕是前庭皮质空间感觉定位异常；②眼震是前庭-眼反射失衡的结果，并可激活脑干神经元环路；③前庭共济失调和姿势失衡是单突触与多突触前庭-脊髓通路的异常激活;④伴随头晕的自主神经反应,恶心、呕吐和焦虑是上行和下行前庭-自主神经系统激活延髓呕吐中枢的结果。眩晕症诊断与鉴别诊断涉及病史采集、专科查体、诊断试验等,掌握其规律是建立前庭疾病诊断基本思路的前提。眩晕症诊断和治疗通常需要进行多学科思考,病史的采集比前庭功能检查和影像学等辅助检查重要得多。

一、眩晕的分类鉴别

在病史采集后,可以将眩晕基本分为以下七大类,这七大类疾病可以作为眩晕鉴别诊断的重要内容。

（1）眩晕和头晕（如晕厥前状态或药物副作用）。

（2）单发性或复发性眩晕（如梅尼埃病、偏头痛性眩晕）。

（3）持续性眩晕（如前庭神经炎、Wallenberg 综合征）。

（4）位置性/变位性眩晕（如良性阵发性位置性眩晕、中枢性位置性头晕）。

（5）振动幻视（视觉环境明显运动如双侧前庭病、下跳性眼震）。

（6）眩晕伴有听功能异常（如梅尼埃病、Cogan 综合征）。

（7）眩晕或反复头晕伴姿势不稳（如恐惧性姿势眩晕、发作性共济失调）。

下述 5 种疾病占眩晕疾病的 50%,具体如下:

（1）良性阵发性位置性眩晕。

（2）偏头痛性眩晕。

（3）梅尼埃病。

（4）前庭神经炎。

（5）精神性眩晕。

二、按照症状组合分类鉴别

1. 前庭症状同时有听力症状　　见于:

梅尼埃病

外淋巴瘘或上半规管裂综合征

前庭阵发症

脑桥小脑角肿瘤

内耳自身免疫病

耳部/头部创伤

延髓脑桥脑干梗死

延髓脑桥多发性硬化斑块

迷路梗死（如小脑前下动脉、迷路动脉梗死）

高黏滞综合征

神经迷路炎

耳带状疱疹

胆脂瘤型中耳炎

耳硬化症

2. 周围物体晃动

（1）头位静止时出现，见于：

自发性前庭性眼震（如前庭神经炎）

先天性眼震（取决于凝视的方向）

下跳性眼震

上跳性眼震

后天性钟摆样眼震

周期性交替性眼震

视性眼阵挛

眼球扑动

前庭阵发症

单眼上斜肌肌颤搐

阵发性眼球倾斜

点头痉挛（婴儿）

Voluntary 眼震

（2）只在头动时出现，见于：

双侧前庭病

眼球运动系统疾病

前庭阵发症（部分患者）

良性阵发性位置性眩晕

中枢性位置性/体位性眩晕

前庭小脑性共济失调

外淋巴瘘/上半规管裂综合征

创伤后耳石性眩晕

旋转性椎动脉闭塞综合征

药物毒性

3. 眩晕同时伴有脑干或小脑症状　见于：

基底/前庭性偏头痛

药物毒性

颅颈畸形

腔隙性或分水岭梗死

出血

炎症（如多发性硬化斑块）

脑干脑炎

头部创伤

脑桥小脑角、脑干或小脑肿瘤

家族性发作性共济失调 2 型

Creutzfeldt-Jakob 病

4. 眩晕伴头痛　见于：

无先兆型偏头痛（运动病）

基底/前庭性偏头痛

脑干/小脑缺血

椎基底动脉夹层

小脑幕下出血

内耳/中耳感染

头部创伤（尤其见于颞骨横行骨折）

小脑幕下肿瘤

耳带状疱疹

第三节　眼动的类型与意义

　　眼动有三种基本类型：平稳跟踪、扫视和前庭-眼反射。下面总结这三种眼动的特征、主要功能和临床检查、病理结果及前庭眼震和凝视性眼震。临床上一般性原则：在临床上往往需要将不同眼动系统检查进行综合分析（综合分析包括平稳跟踪、扫视和前庭-眼反射），来鉴别是前庭外周病变还是前庭中枢病变，从而进行准确的定位诊断。

　　平稳跟踪是将移动的物体的影像稳定在视网膜上。平稳跟踪系统产生平稳跟踪眼动与注视目标的移动同步。平稳跟踪眼动与运动敏感的视皮质、额叶眼区、脑桥核、小脑、前庭和眼动核有关。因此，平稳跟踪系统受损准确定位意义不大，还会受到觉醒程度、药物和年龄的影响。平稳跟踪明显不对称可见于中枢病变；平稳跟踪明显受损可见于中毒和累及小脑和锥体外系的退行性病变。

　　扫视功能是将感兴趣的物体成像在中央凹；扫视缓慢通常伴随扫视欠冲，可见于很多药物或毒素的副作用，也见于神经退行性病变。水平扫视缓慢可见于脑干病变，如同侧脑桥旁正中网状结构的病变；中脑病变可以引起垂直扫视缓慢，可见于进行性核上性麻痹。小脑或者小脑通路病变可引起扫视过冲，扫视过冲后可以很容易地观察到矫正性扫视。例如，Wallenberg 综合征就是由于小脑下脚传导阻滞后向患侧凝视时出现扫视过冲；小脑上脚传导阻滞可导致向对侧的扫视过冲。核间性眼肌麻痹时，内收性扫视较外展性扫视缓慢。扫视的发生延缓最常见的原因是大脑皮质病变。前庭-眼反射是在短暂的转头运动时让物像在视网膜上稳定。

　　凝视性眼震在患者双眼凝视物体时出现。一些药物或毒素，如抗惊厥剂、镇静催眠药或乙醇有使患者出现凝视性眼震的副作用。水平性凝视性眼震可见于脑干结构病变（前庭内侧核及舌下前置核，即在凝视转移后维持凝视的神经积分器），或小脑绒球病变；垂直性凝视性眼震可见于累及间质核的病变。分离性水平性凝视性眼震（外展性水平性凝视性眼震强于内收性水平性凝视性眼震）和内收缺陷可能为内侧纵束病变导致的核间性眼肌瘫痪所致。

自发性眼震说明前庭-眼反射的紧张性失衡,前庭外周或前庭中枢的病变均可出现。对于前庭外周性病变,如前庭神经炎,有明显的固视抑制现象,自发性眼震宜戴 Frenzel 镜后观察。

第四节　眩晕的治疗原则

眩晕一般都有良好的预后。眩晕大多是良性病因,特征是前庭功能自发性恢复或者是由于前庭功能代偿,恢复外周前庭张力失衡。多数眩晕可以通过药物治疗、物理治疗、手术或心理治疗缓解。前庭抑制药物只能缓解眩晕和恶心、呕吐症状。特异性的治疗需要针对病因实施。因此,眩晕的治疗涉及对症治疗、病因治疗、康复性的物理治疗和预防性治疗。

附2-1　眼震和眼震样眼动的分类
（Bárány 学会前庭疾病分类委员会，2019）

根据 Bárány 学会前庭疾病分类委员会的意见，从便于临床应用的角度出发，给出眼震的定义并按照病理类型分为眼震和眼震样眼动。

1. 生理性眼震

（1）生理性终末性眼震：凝视诱发性眼震，没有病变，是凝视保持能力的正常变化。

（2）旋转诱发的眼震。

（3）旋转后眼震。

（4）视动性眼震。

（5）视动后眼震。

（6）冷热刺激性眼震。

（7）前庭刺激诱发的眼震。

2. 病理性眼震

（1）自发性眼震：自然静态站立向正前方凝视时出现的眼震。

（2）凝视诱发性眼震：通过将眼睛移动到离开中心的位置诱发急动性眼震，眼震快速相位最常朝向凝视的方向。

3. 眼震样眼动

（1）扫视性干扰和振荡：在预定的注视过程中，不当的扫视打断视网膜中央凹视觉，眼球离开视靶，这类眼动包括方波性眼球急动、眼球扑动、眼阵挛等。

（2）其他眼震样眼动：如会聚-回收性眼球震颤、痉挛性眼震、钟摆样假性眼震等。

（吴子明）

第三章

前庭功能检查的评价

一、半规管功能评价

半规管功能评价分为低频测试和高频测试两大类。低频测试包括冷热试验、转椅检查等；高频测试包括半规管脉冲检查、摇头眼震检查等。

1. 冷热试验（前庭双温试验）　冷热试验最大的优点是可对双侧前庭功能进行单独评价，确定前庭损伤的侧别。检查时常用水或空气灌注外耳道。冷热试验技术是由 Fitzgerald 和 Hallpike 在 1942 年推荐使用的。患者平卧，头抬高 30°，使水平半规管处于垂直位，以获得最大的刺激。灌注水温=体温±7℃；气温=体温±14℃。冷热刺激的迷路反应是非生理性的，温度改变后引起内淋巴液密度改变，导致内淋巴液流动，产生与慢速水平头动相似的主观和生理反应。大多数患者可很好地耐受该试验。冷热试验可以确定双侧水平半规管功能的对称性等指标。标准冷热试验无反应时，加做冰水刺激以确定前庭功能有无残留。标准的冷热试验与 0.002～0.004Hz 的头旋转刺激相似。但是，头动频率在日常生活中是 1～6Hz。冷热试验仅能反映水平半规管的低频功能。

冷热试验引起的反应由两部分组成：其一为对流成分，水平半规管温度梯度引起内淋巴密度呈梯度变化；其二为非对流成分，该成分与头位无关，内耳加热后引起兴奋性反应，制冷后引起抑制性反应。非对流成分是温度产生的膜迷路内压力改变对毛细胞传入神经或壶腹嵴帽位移直接作用的结果。对流成分占冷热试验的 75%，而非对流成分占 25%。正常被检者冷热试验固视抑制好；固视抑制失败可见于中枢神经病变，如小脑疾病。冷热试验时，如果存在自发性眼震，一般需要延缓试验，或者对可以耐受检查者行眼震矫正，慢相速度根据眼震的方向加或减。

冷热试验时患者可有眩晕和呕吐，但严重者并不多见。运动敏感的患者可能更为敏感，这些患者在接受检查前应减少进食或空腹，以免出现呕吐而妨碍检查顺利进行。同时，在冷热气检查前，应保持外耳道干燥。冷热试验等前庭功能检查之前应停用镇静催眠药等前庭抑制剂。

冷热试验仍然是前庭功能最有用的实验室检查方法之一。根据冷热试验的结果可以判断为双侧水平半规管功能正常、一侧水平半规管功能低下和双侧水平半规管功能低下。在冷热刺激中眼震的极盛期，进行固视抑制，如果固视抑制失败，可能有小脑功能障碍，但正常不能排除前庭中枢异常。

2. 转椅检查（旋转试验）　半规管共有三对，目前转椅检查主要用以评价水平半规管的功能。转椅检查在匀速转动时对半规管是没有刺激的，因此在检查时可用加速、减速或正弦谐波作为刺激模式。

转椅检查时患者坐于转椅上，头位固定不动，保证头与转椅同步运动。转椅检查可用于自发性眼震、凝视性眼震、多种频率的正弦谐波加速度检查等。正弦谐波加速度检查是将患者以特定的频率旋转，一般在 0.01～0.64Hz，一些转椅可达 1.28Hz。转椅可在两个方向以各种速度旋转。分别分析每个频率的增益、相位和对称性。一侧前庭功能障碍的急性期，在暗处常会出现引起不对称的自发性眼震，这种自发性眼震的快相常向健侧，增益也将降低。数天内，随着前庭代偿功能的出现，对称性和增益逐渐恢复正常。代偿后，相位异常可保持存在。双侧前庭功能丧失的患者主要表现为增益降低。偶尔可见前庭-眼反射增益大于1，可见于小脑功能障碍。

转椅检查是双侧前庭功能低下诊断最重要的检查项目之一，是评价双侧前庭病变的金标准。由于转椅检查同时刺激双侧迷路，因而对于一侧前庭功能低下的诊断价值有限。同时，转椅检查可以连续监测患者在前庭功能障碍后的恢复情况，可动态观察病情变化。此外，转椅检查相对于冷热试验的刺激弱，患者容易接受，对于不能配合冷热试验的儿童患者，可用转椅检查。

3. 摇头眼震（HSN）**检查**　摇头眼震检查时，被检者头前倾 30°，左右侧转头 45°，转动频率 2Hz，时间 15 秒，共 30 次。摇头停止后观察自发性眼震。眼震的判断标准是连续 5 个眼震，眼震不低于 3°/s。检查时应戴 Frenzel 镜或 Goggle 镜。摇头眼震反映了速度储存机制的不对称性。外周前庭病变，病变侧动态前庭-眼反射的缺陷导致速度储存不对称累积，这种不对称性后来发放出来，并决定摇头眼震的方向，通常向健侧。摇头眼震有时也向患侧，可能是一种恢复性眼震，是代偿过度的表现。中枢性前庭病变也可出现速度储存机制的不对称性，外周前庭传入尽管平衡，但还是能够产生摇头眼震。此外，水平摇头也可出现垂直性眼震，这是交叉偶联的结果，也反映其是中枢源性。摇头眼震也可反映出潜在的前庭紧张性失衡，这在正常人中也可能见到。摇头眼震检查目前多与冷热试验联合使用。

4. 半规管脉冲检查（甩头试验）　分为床旁头脉冲检查与借助视频眼震电图采集装置的视频头脉冲检查（video head impulse test，vHIT）。在这个过程中，患者受到前庭-眼反射（vestibulo-ocular reflex，VOR）作用而及时产生一个与运动方向相反、速度相同的眼动（补偿性眼动），以保证运动过程中的视觉稳定性。如果受检侧前庭功能低下，则患者在快速头动过程中由于 VOR 缺失不能产生充足的补偿性眼动，需要在前庭性扫视的帮助下产生时间滞后的补偿性扫视运动。借助 vHIT 技术，医生可获得三对半规管的功能信息。床旁头脉冲检查时，检查者固定患者头部，要求患者注视前面的物体，然后让患者在水平面快速向一侧转动头部；vHIT 在患者注视前方定点时，检查者对患者头部施加重复的微小、快速、被动、突然水平方向的脉冲运动。此外，还需在采集信号前进行定标和校准。

头脉冲检查主要提供的是前庭半规管的高频功能信息。头脉冲检查有 4 种典型表现：①梅尼埃病。冷热试验结果显示梅尼埃病患者行头脉冲检查时并不一定有显著的异常表现，其原因可能是局部对流抵抗了壶腹嵴上的静压，vHIT 的高频动态刺激并没有使梅尼埃病患者在速度层面有所变化，也可能是梅尼埃病患者感受低频刺激的 Ⅱ 型毛细胞数量明显减少，而感受高频刺激的 Ⅰ 型毛细胞数量无明显变化，造成梅尼埃病患者低频功能受损。②前庭神经元炎。vHIT 可以评价前庭神经元炎患者在急性期和康复期的前庭功能状态。扫视波随着病情的进展可由显性扫视波转化成隐性扫视波。vHIT 增益值和扫视波的变化有助于加强对前庭代偿过程的了解。③庆大霉素外周前庭损伤。庆大霉素注射后壶腹嵴损伤主要累及Ⅰ型毛细胞和壶腹嵴中央细胞，庆大霉素可能损伤半规管的高频感受功能，对冷热试验的影响较小。④突发性聋伴发的前庭神经迷路病变，vHIT也大多正常。

5. 动态视敏度检查　可作为前庭功能低下的一项重要的评价手段。尤其对于振动幻视的患者，该检查不仅可以作为其功能障碍的客观依据，也可作为患者前庭功能康复训练疗效的重要参考指标。

动态视敏度检查简便的筛选试验是阅读Snellen视力表。检查者在水平面以1~2Hz的速度摇动患者头部，同时患者阅读该视力表，失去1线认为是正常，失去3线为可能存在异常。近来应用于临床的计算机动态视敏度检查可以改善该检查的敏感性和特异性。首先检查患者的静态视觉，然后让患者在水平面内按节拍器正弦摆动头部，头速通过头部的传感器测得。屏幕上的字母速度大于预置的速度时才会显示字体。为了有效评价前庭-眼反射对动态视敏度的作用，头速必须超过自主跟随系统的范围，自主跟随系统的上限为2Hz。该检查对于鉴别正常人与前庭功能低下者敏感性高、特异性强。

二、耳石器功能评价

（一）前庭诱发的肌源性电位（VEMP）对于眩晕疾病诊断的价值

在中国VEMP应用于临床已有20年，且仍在不断发展、成熟。VEMP可以记录来自胸锁乳突肌或眼下斜肌的短潜伏期前庭反射，最常使用气导和骨导刺激、头部敲击等诱发，由于电刺激技术的要求，限制了电刺激的应用。气导依赖于中耳传导通路的完整性，轻微的传导性耳聋都将导致VEMP异常。气导声音和骨导振动在耳石器中有较强的传入信号，半规管传入神经也被激活，尽管有一些半规管反应参与的可能，但正常耳的敏感性却很低。颈源性前庭诱发的肌源性电位（cVEMP）是一种抑制性电位，在胸锁乳突肌处记录，反映球囊和前庭下神经功能；眼源性前庭诱发的肌源性电位（oVEMP）是一种兴奋性电位，n10电位在眼下斜肌被激活产生并记录，反映椭圆囊和前庭上神经功能。目前的检查方法 cVEMP 重测信度振幅优于潜伏期，而 oVEMP 振幅和潜伏期的信度总体上弱于 cVEMP，目前 oVEMP 应用的局限性更大。

cVEMP 开始应用后，oVEMP 也逐渐被应用于临床，有助于鉴别诊断、跟踪疾病过程或评估残留的前庭功能。cVEMP 和 oVEMP 可用于诊断急性和慢性耳石终末器官及耳石器通路（周围或中枢）的功能障碍。

cVEMP 和 oVEMP 可以评价外周病变，包括迷路、前庭神经病变，如梅尼埃病、前庭神经鞘瘤、前庭神经炎、上半规管裂综合征或迷路卒中等；也可以评价 VEMP 脑干的中枢通路病变，包括 cVEMP 和 oVEMP 的前庭-耳石器和前庭-眼部通路病变，如脑干卒中、多发性硬化等。振幅降低或无 cVEMP 或 oVEMP 反应表明耳石功能丧失或反射通路损伤，或两者兼而有之。异常的结果通常不针对特定疾病，但阈值降低和频率调制例外。cVEMP 和 oVEMP 已经逐渐成为神经耳科学测试组合的一部分。cVEMP 和 oVEMP 的临床应用已经在病种中进行了研究，不仅包括上半规管裂综合征，还包括很多可能累及耳石器的其他疾病。最近，美国神经病学学会发布的应用指南认为，VEMP 在前庭疾病诊断中的作用最有价值的是上半规管裂综合征，VEMP 在许多神经和耳科疾病中的价值，仍需要临床实践去不断认识和完善，然后才能给出客观的临床评价。以下眩晕症可以应用 VEMP 测试：①前庭神经炎；②Tullio 现象；③内淋巴积水；④上半规管裂综合征；⑤听神经瘤；⑥神经-感觉退行性病变等。

（二）主观垂直视觉检查

这是针对椭圆囊病变的一种主观检查。主观垂直视觉检查在鉴别前庭外周与前庭中枢的病变或眼动病变，以及鉴别眼偏斜反应和滑车神经麻痹中有重要意义。有研究者认为主观垂直视觉检查是临床上眩晕和眼动疾病患者的一项重要检查，设备及操作简单，结果也易于解释。外周前庭病变主观垂直视觉偏斜一般偏向患侧，病变侧乳突或胸锁乳突肌的振动可能强化主观垂直视觉的偏斜。在中枢前庭病变中，累及前庭核的低位脑干病变主观垂直视觉偏斜与外周前庭病变相似，偏向患侧；而累及间质核的上位脑干病变主观垂直视觉可能偏向健侧。主观垂直视觉的偏斜程度取决于是否在急性期和病变的范围。主观垂直视觉检查可能是前庭神经病变急性期最重要的检查之一。同时主观垂直视觉检查也可用于观察前庭代偿的程度和监测梅尼埃病化学性迷路切除的指标。

三、眼动功能检查

眼动功能检查包括视动功能检查（持续头动时保持清晰的视觉）、跟踪（保持移动物体清晰的视觉）和扫视（寻找新的目标）。眼动检查由于反映眼动中枢的异常，一般归于神经-眼科学范畴。由于其与前庭系统没有直接的关系，不直接反映前庭系统的功能，更多涉及眼动诸核及神经通路的功能状态。眼动功能检查一般在冷热试验和位置性试验之前进行，因为眼动异常可以引起后续检查出现异常而误认为异常来自前庭系统，而不能真实反映前庭功能的情况。因此，眼动检查经常用来判断有无中枢神经系统异常。

四、平衡功能检查

（一）床旁检查

平衡功能检查有静态和动态平衡功能检查之分。目前临床应用较多的是静态平衡功能检查，主要包括：①闭目直立试验（Romberg test），主要用于站立平衡功能的筛选。患者双脚并拢站立，双臂抱于胸前，或置于身体两侧。如果患者能够维持站立，仅轻微地摆动，则继续进行闭目直立检查。睁眼时若有过度摆动，可能有前庭功能障碍。摆动较剧的侧别可能为病变侧。睁眼或闭眼过度的均衡性摆动可能提示本体感觉减弱。②Tandem 站立试验，也分别在睁眼和闭眼时检查姿势稳定性。这种检查较普通的闭目直立试验难度大，解释是相同的。前庭功能低下得到代偿的患者该测试可正常，而本体感觉功能丧失的患者就难以完成检查。检查时应安慰患者，检查者会随时扶持患者，增加患者完成检查的信心。上面的检查可作为床旁检查项目。现在临床普遍应用的姿势描记就是静态平衡功能检查，可以对静态平衡功能进行定量分析，便于观察和比较。③Fukuda 踏步检查，要求患者在原地闭眼行走 100 步。按照 Fukuda 的结论，正常人行进少于 1m，转角小于

45°。前庭功能障碍的患者一般是向患侧偏转。

（二）平衡姿势描记的定量检查

前庭-眼反射用于评价水平半规管的功能,但不能提供任何有关耳石结构和前庭-脊髓反射功能的信息。计算机化的动力平台可以检测重心和摆动,并提供定量化的资料,保留数据并便于比较。

姿势图可以定量检查不同情况下姿势的稳定性,如睁眼或闭眼站立;站立在坚硬的支持面、硬泡沫平台上。上面的动作都可在静态或动态情况下完成。根据原始数据（重心向左右摆动、向前后摆动及上下摆动）可以计算出不同的参数,如摆动路径,确定摆动优势方向的摆动矩形图,或者进行频率分析。姿势图检查有两类:静态姿势图和动态姿势图。动态姿势图的敏感性高于静态姿势图。本质上,动态姿势图是试图强调在移除或改变正常情况下能够获得的视觉和本体感觉信息,被检者维持平衡的能力。姿势图检查的价值不在于诊断平衡障碍的病因,而在于客观阐释平衡障碍,以及评价患者在维持平衡的过程中对前庭觉、视觉和本体感觉的依赖程度。有了这样的评价方法,可以对前庭康复疗效进行系统和科学的评价。尽管姿势图在研究中有诸多应用,但其在前庭疾病诊断中的作用是有限的,因为检查结果的特异性差,不能帮助判断潜在的功能障碍。

动态姿势图体现的是对各种视觉、本体感觉改变时患者的反应。根据应用设备的不同,感觉组织检查可有 4~6 种模式。检查模式之间的变化遵循一定的规律:维持平衡的传入信息逐渐减少及信息传入逐渐变化。随着检查模式难度的逐渐增加,患者被迫逐渐更多依赖视觉、本体感觉或只依赖前庭觉。感觉组织检查不能用于疾病的定位诊断,而只是提供患者功能的信息。一些反应模式与前庭功能低下相关,但只根据动态姿势图的检查结果,不能做出前庭功能低下的诊断。

五、前庭功能检查的问题与对策

（1）眼震电图作为眩晕症诊断的辅助方法。眼震电图是眩晕患者神经-耳科学评价的必需部分。患者的病史是重要的诊断依据。眼震电图检查需要选择应用，合理解读。即使进行了眼震电图检查，如果检查不准确、结果解释不当，都可能得出错误的结论。因此，眼震电图检查要求检查者的技术较高，同时检查结果必须结合患者的其他信息综合分析。医生须仔细采集病史，不要盲目进行多种检查。完整的病史，辅以全身一般状况、神经科-耳科学检查可以使医生确定病变的部位和可能的病因。眼震电图检查在以下方面有独到的作用：①外科治疗前，对患者术前病变的程度进行定量记录；②记录耳-前庭毒性和创伤的代偿状况；③患者长期有外周前庭病变，但对药物治疗和前庭康复治疗效果欠佳；④作为使用耳毒性药物时的监测手段或外科手术后的随诊检查。科学选择前庭功能检查，并快速、准确地做出正确的诊断是医生的工作目标。

（2）眼震电图有助于外周性眩晕与中枢性眩晕的鉴别诊断。眼震电图检查能够发现病史和神经科检查不能发现的中枢病变。眼震电图不能对病变进行定位。眼震电图提示中枢异常（如固视抑制失败、视动不对称和眼动异常）后还需要经过影像学检查（CT/MRI）、椎动脉多普勒超声检查及必要的实验室检查等确定病因和进行病变定位。如果病史、神经科检查和听力检查不能鉴别，眼震电图或其他实验室检查有助于进一步明确诊断。关于眼震电图的临床意义，美国神经科学学会认为，眼震电图检查的选择应由从事前庭系统疾病的专业人员把握。眼震电图检查的作用取决于检查和对结果解释两个方面。眼震电图检查的实践经验和实验室培训至关重要。

（3）冷热试验结果是外周前庭功能判断最有用的信息之一，可能确定患侧。冷热试验不对称可见于任何导致水平半规管敏感性降低的异常情况。此外，一侧冷热试验功能降低也见于前庭神经、前庭神经根进入区和前庭神经核病变。冷热试验仍是前庭功能检查的主要方法。一般将半规管轻瘫超过25%定为异常，而优势偏向超过30%为异常。优势偏向的程度反映左向眼震与右向眼震大小的差异，没有定位价值，外周和中枢异常都可产生优势偏向。固视抑制失败是固视机制受损的证据，提示脑干或小脑病变。自发性眼震、位置性眼震同样可以进行固视抑制，意义类似。

（4）位置性眼震的慢相速度超过6°/s为异常的标准。5种体位分别是平卧、平卧头左转、平卧头右转、右侧卧位和左侧卧位。眼震有方向固定性位置性眼震：在所有体位出现的眼震方向相同，没有定位意义，外周病变多于中枢病变；方向变化性位置性眼震，可为向地性或背地性，可见于外周病变或中枢病变。Dix-Hallpike 试验和水平滚转检查（roll test）是针对良性阵发性位置性眩晕（BPPV）的特异性检查，是 BPPV 诊断的关键方法。

（吴子明　王武庆）

第四章

前庭功能报告单的阅读

第一节 眼 动 检 查

眼球震颤是前庭系统疾病的主要体征之一，通过对其图形的分析可了解前庭系统的生理病理状态，为中枢病变或周围病变的定位诊断提供重要信息。

一、扫 视 试 验

扫视（saccade）是眼球的一种快速运动，视线从一点转向另一点时，眼球会发生快速转动。当扫视运动超越或难以达到后一目标时，即可认为视测量障碍，称为过冲或欠冲现象。小脑病变时视测距障碍，可有欠冲或过冲表现。如扫视眼速过慢，潜伏期延长，可为脑干病变。正常人及前庭外周性病变应为典型的方波。

二、平稳跟踪试验

平稳跟踪试验（smooth pursuit test）时被检者端坐于暗室，固视一个左右匀速运动的视靶（左右摆动幅度 20°，30～60次/秒），同时记录眼球运动的轨迹。正常图形呈现为一正弦视跟踪曲线，其结果可分为 4 型：Ⅰ型为平滑的正弦曲线，Ⅱ型是在Ⅰ型曲线上叠加几个眨眼波，Ⅰ、Ⅱ型波形均清晰可辨，属正常或前庭外周性病变。Ⅲ型是在正弦曲线上叠加扫视波或眼震波，Ⅳ型正弦曲线消失或严重变形，Ⅲ型和Ⅳ型曲线属异常，多为中枢病变，亦见于服用巴比妥类药物者。

三、视动性眼震试验

视动性眼震试验（optokinetic nystagmus test，OKN）是由视觉刺激所诱发的生理性眼球运动。当受检者注视前方顺时针或逆时针方向匀速转动的视动鼓或光标时，可引出快相与转鼓方向相反的眼震，且双侧反应对称。迷路、前庭神经病变 OKN 多正常，大脑颞叶、枕叶后部、前庭诸核或内侧纵束病变时可出现异常不对称反应。要注意自发性眼震较大时，OKN 可有异常不对称现象；眼性异常，如斜视、单眼盲和眼肌麻痹可引起 OKN 异常。

第二节　冷　热　试　验

一、冷热试验原理

冷热试验（caloric test）是前庭诱发试验中最常用的方法之一。试验采用冷热水或冷热空气为刺激原，分别刺激左右侧半规管，使迷路的内淋巴液因温度变化按照"热升冷降"的物理特性产生流动，引起终顶偏曲而出现眩晕、眼震等一系列前庭反应。临床上可以眼震潜伏期、眼震强度、眼震持续时间、眼震方向及两侧反应之差别作为主要观测指标，了解左右耳半规管的功能。眼震幅度大、持续时间长、潜伏期短表明前庭兴奋性高，反之兴奋性相对较弱。

二、冷热试验分类

冷热试验种类很多，主要包括大量刺激法、微量刺激法、冷热刺激法、改良冷热交替法等。冷热试验虽简单易操作，但测试结果受外界干扰因素影响较多，尤其在手工注水时可因操作不熟练而导致刺激强度控制不佳，试验结果不准确，临床应予以注意。

1. 交替变温试验　患者取仰卧位，头前倾30°,选用30℃冷水或44℃热水，分别将同等容量及温度的水匀速灌入双侧外耳道，两次不同温度的试验间隔应大于3～5分钟。各实验室可根据试验条件选择刺激顺序，通常是先热水后冷水，先右耳后左耳，双耳各注冷、热水一次，共 4 次。30℃冷水刺激时诱发出的眼震方向与刺激侧相反；44℃热水刺激诱发的眼震方向与刺激侧一致。

2. 冷热空气试验　正常人及鼓膜穿孔者均可以冷热空气代替水行冷热试验，冷热空气流量掌握在 10L/min，温度分别为 24℃和 50℃，刺激持续 60 秒，冷热空气刺激眼震反应结果同冷热水刺激。

3. 冰水检查　受检者取仰卧位，头前倾 30°。以 5ml 冰水注入外耳道，随后观察其眼震反应，如无眼震则继续注入，每次递增 5ml，直至 30ml，灌注时随时注意观察体征，一旦发现眼震则停止再次注水。灌注 10ml 以上出现眼震可视为半规管功能减弱，>30ml 仍无反应则为半规管麻痹。

三、冷热试验结果分析

取眼震高潮期 10 秒内的波形，分析其平均最大慢相角速度（slow phase velocity，SPV）。在判断两侧半规管功能及优势偏向程度时可依照下列公式进行计算。公式中 RW、LW 分别代表右侧及左侧 44℃所诱发的 SPV；RC、LC 分别表示右侧及左侧 30℃所诱发的 SPV。单侧减低值和优势偏向结果可因试验条件、仪器和方法的不同而存在误差，故应根据各自实验室所测数据标准来进行结果判定。

1. 单侧减低值（unilateral weakness，UW）　又称半规管轻瘫（canal paresis，CP）。正常耳冷热刺激的眼震总时值和反应强度应大致相等。如双耳冷热反应总时值相差超过 40 秒，则表明总时值小的一侧半规管轻瘫，该侧有前庭外周性病变存在。如果按照最大 SPV 计算，计算公式为

$$UW = \frac{(RW + RC) - (LW + LC)}{RW + RC + LW + LC} \times 100\%$$

（1）正常：双侧 SPV 基本对称，UW<25%且无明显优势偏向。

（2）单侧减弱：UW>25%，表明一侧半规管功能减弱或消失，见于前庭外周性病变。

（3）双侧减弱：每侧 SPV 均<7°/s，双侧 SPV 总和<20°/s，UW 可在正常或异常范围内，多考虑为双侧前庭外周性病变，偶见中枢异常。

2. 优势偏向（directional preponderance，DP）　正常情况下，向左侧方向眼震与向右侧方向眼震的反应总和基本相等，也可按最大 SPV 计算。如差别超过 40 秒，则表明向总时值大的一侧的优势偏向，其临床意义尚未肯定，可能与椭圆囊或中枢病变有关。

$$DP = \frac{(LW + RC) - (RW + LC)}{RW + LC + LW + RC} \times 100\%$$

3. 固视抑制（visual suppression，VS）**试验**　在冷热试验诱发出眼震后 40～50 秒高潮期内，嘱被检者睁眼注视前方光标。正常人及前庭末梢病变者可完全或部分抑制冷热刺激所诱发的眼震，中枢病变及眼性眼震者睁眼时眼震不受抑制，甚至有所增强，称为固视抑制失败。

4. 眼震特征异常　在冷热试验中，如果出现违背上述特征的眼震，如出现粗大垂直性眼震、反向反性眼震，无快慢相之分等，应怀疑前庭中枢病变。

5. 反应亢进（hyperactive response）　SPV 正常值多集中在（34°～75°）/s，如反应异常增高（超过正常值），称为反应亢进。晕动病、脑外伤及高血压脑病可有此类表现。

第三节　摇头眼震与视频头脉冲检查

一、摇 头 眼 震

1. 摇头眼震机制　摇头眼震（head shaking nystagmus，HSN）一般认为是由前庭外周传入的不对称和中枢速度储存机制造成的，而双相摇头眼震则归因于前庭中枢或前庭外周的适应性。前庭缺陷严重时，外周前庭传入信号的不对称性能够保持，速度储存机制可以产生向健侧的眼震（单相或双相）。一侧前庭受损后，前庭-眼反射的时间常数下降（速度储存下降）。两侧不对称性越高，越易产生向健侧的眼震，眼震慢相速度较快、持续时间短暂。摇头时，水平半规管受到的刺激最大，根据 Edwald 定律产生相应的眼震。而摇头后眼震出现的机制是位于前庭核中的速度储存机构将其储存，摇头停止后再释放出来。倒错眼震的生理机制是前庭反应的交叉偶联。交叉偶联的定义是非刺激平面、不适宜的前庭反应，该反应可在快速、水平面摇头中诱发出来。倒错眼震是来自水平前庭–眼反射通路的不适宜的垂直平面前庭信号的储存（垂直速度储存系统的发放）。这种垂直平面不适宜的前庭信号的储存可能是无髓纤维束神经元间接触传递的结果。

2. 摇头眼震的定义、检查方法与判断标准

（1）摇头眼震的定义：摇头眼震是快速旋转头部，在停止摇动后出现的一种眼震反应，可以在水平面或矢状面进行。

（2）摇头眼震的检查方法：暗室内，患者端坐于靠椅，头前倾30°，在水平方向左、右30°摇头，频率2Hz，共计30周。摇头开始记录眼动，停止摇头后再至少记录 1 分钟。采用视频眼震电图（video-nystagmography，VNG）记录眼震。

（3）摇头眼震的判断标准：至少 5 个连续的眼震，眼震慢相角速度≥3°。摇头眼震分为 3 类：①单相或双相（图 4-1）；②向同侧或向对侧；③错向眼震。摇头眼震可从以下 3 个方面进行分析：首先，眼震是单相还是双相，后者指随着眼震的衰减，眼震方向发生改变；其次，眼震起始的方向与病变侧别的关系，是病变同侧还是对侧；最后，是否存在倒错眼震（在非刺激平面出现的眼震，如冷热试验或头水平摆动诱发垂直眼震，该类眼震主要见于前庭中枢病变，由交叉偶联引起）。

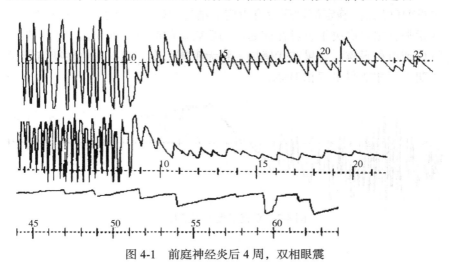

图 4-1　前庭神经炎后 4 周，双相眼震

3. 摇头眼震的临床应用 摇头眼震主要有以下 3 个方面的应用：①冷热试验影响因素较多，可以通过 HSN 与冷热试验的结果交互认证，结合患者的病史，判断检查结果的正确性，减少因检查误差导致的结果误判。在亚急性期，HSN 可以诱发出两侧前庭的不均衡性，使在无自发性眼震的情况下仍可简捷定侧。②作为一种筛选试验，对因各种情况暂不能行冷热试验的患者，根据 HSN 的类型对水平半规管的功能初步估计。③结合患者的病史和 HSN 的表现，对前庭功能受损患者的功能状态做出判断，弥补了冷热试验评价前庭代偿的不足。摇头眼震与冷热试验是可以互为补充的。要全面了解水平半规管的功能，仅依据其中任何一种都是不够的。目前的技术条件可将两者联合起来应用于临床实践。

　　HSN 的引出与前庭疾病的病变阶段关系密切，HSN 的引出与前庭损伤后前庭代偿的程度密切相关，眼震的持续时间个体间变异大。一侧前庭损伤的急性期，双侧前庭功能明显失衡，摇头眼震有明显的定侧作用，摇头眼震的方向与自发性眼震的方向相同。随着前庭代偿的进展，双相眼震逐渐取代单相眼震，其中第一相眼震方向代表健侧。代偿完成后，不能引出 HSN。当引出 HSN 时，一般提示冷热试验 UW＞25%。而当引出倒错眼震时，则可能存在中枢异常（图 4-2）。摇头眼震是前庭功能不对称的有用指标，但是它并不能排除病变，摇头眼震异常可见于外周或中枢前庭病变，确定侧别还没有肯定的结论。HSN 主要表现为单相眼震，双相眼震主要取决于患者在前庭损伤后就诊的时机。如果偏于急性期，将得到单相眼震；如果在代偿期，将无眼震引出。只有在急性期与未代偿期之间才能引出双相 HSN。

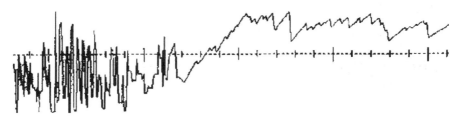

图 4-2　垂直眼震（倒错眼震）

二、视频头脉冲检查

通过检测受检者在快速、高频、被动头动时的眼动反射评价前庭功能状况，一般认为其代表了高频率的前庭眼动反射，可反映单个半规管的功能状况，根据头动方向不同可分别检查三对半规管中的任意一个。

（一）vHIT 机制

视网膜中央凹是视敏度最高的部位，影像偏离中央凹 2°～5°即可降低视敏度。正常人的 vHIT 检查，VOR 产生与头动方向相反、速度相同的眼球运动，运动与头静止的视觉稳定性差别很小或近似没有；VOR 异常者，快速头动时图像从视网膜中央凹滑出，表现为动态视敏度降低。受检侧半规管功能受损，VOR 缺陷使眼球运动速度远低于头动速度，眼不能随头动紧盯靶点，动态视敏度下降，头动末期在甩头的反方向上会产生眼球补偿运动，称为扫视波（refixation saccade，compensatory saccade，catch-up saccade）。

（二）vHIT 的检查方法与判断标准

1. vHIT 的检查方法 检查分为校准和头脉冲两个部分。受检者牢固戴好封装有速度感受器、眼动记录仪及校准装置的视频眼罩。校准时受检者保持坐位直视前方，眼睛根据激光点指示完成该步骤（也有仪器需要操作者于水平面和垂直面直线匀速摆动受检者头部完成进一步校准）；vHIT 检查时要求受检者头直端坐位放松，紧盯正前方 1～1.5m 处眼水平位的靶点，同时检查者在水平半规管平面内对其施加一个微小、快速、被动、突然的脉冲刺激（幅度为 10°～20°，头动峰值速度约＞150°/s）。垂直半规管功能检测主要有两种方法：方法一，仅将头转向一侧 45°并凝视视线正前方眼水平位靶点，于躯干前后方向施加同样的脉冲刺激检测该侧后半规管与对侧前半规管功能情况；方法二，在检测前需要再进行一次定标，将头转向一侧 45°时凝视原靶点，重新调整定标并于躯干前后方向施加同样的脉冲刺激记录该侧后半规管与对侧前半规管的功能情况。要求每个方向脉冲刺激重复 10～20 次甚至以上。

vHIT 的补充模式：头脉冲抑制试验（suppression head impulse

paradigm，SHIMP）。检测方法为受检者全程凝视随头位同步移动的激光点。SHIMP 检测中如有剩余 VOR 作用，受检者会产生与头动方向相同的扫视以补偿视敏度，因此出现的扫视波可以作为剩余前庭功能的有效评价。

检测时需要确保眼罩戴牢固，瞳孔的定标准确，并充分考虑受检者的视力、注意力、配合程度、颈椎活动范围等因素。

2. vHIT 的判断标准 主要结合 VOR 增益值和扫视波出现情况来综合评判半规管功能。VOR 增益值为眼动与头动的速度比值（或眼动曲线与头动曲线下面积比值），Isaac 和 Alexander 等建议正常值应大于 0.8（图 4-3）。半规管功能受损时由 VOR 异常引起眼动速度远低于头动速度，表现为 VOR 增益值降低。同时受检者需要利用补偿性扫视增加凝视稳定性，表现为延后出现的重复性扫视波，根据出现的时间分为隐性扫视波和显性扫视波（图 4-4）。扫视波也会有时间上的改变，随着代偿的进

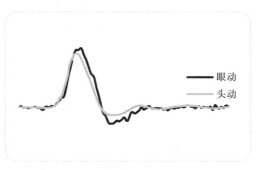

图 4-3 正常 vHIT 结果图

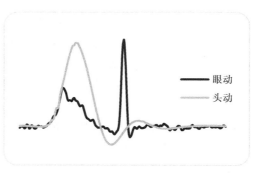

图 4-4 异常 vHIT 结果图（VOR 增益值降低与扫视波出现）

行从显性、隐性扫视波的结合转变为以隐性扫视波为主，反映到波形上是扫视波在时序上的变化，即从分散到聚集。最新参数 PR 分数可以显示扫视波的分散程度，范围为 0～100，数值越小表示聚集程度越高，数值越大表示分散程度越高。

（三）vHIT 的临床应用

vHIT 检查可以提供前庭系统的高频信息。在高速运动过程中（5Hz 左右），只有前庭系统参与了视觉稳定性的维持，眼动速度与头动速度在反方向上是相等的。与其他前庭检查方法相比，vHIT 能够提供前庭系统的高频信息（4～5Hz），更接近于人体的自然头动频率，是转椅检查（0.01～0.64Hz）和冷热试验（0.01～0.025Hz）的有益补充。临床上，梅尼埃病 vHIT 可以正常，也可以不正常，且与疾病分期没有明确关系；前庭神经元炎可以表现为前庭上、下神经的损伤；突发性聋 vHIT 表现与梅尼埃病类似（图 4-5～图 4-7）。

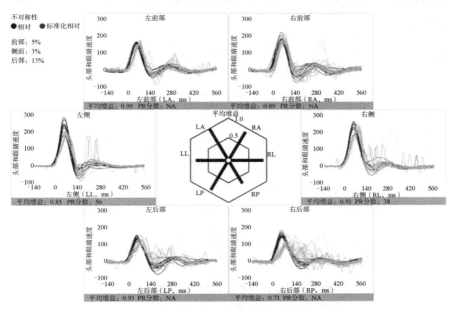

图 4-5　一例左侧梅尼埃病患者的 vHIT 结果图，男性，56 岁，发病 1 个月

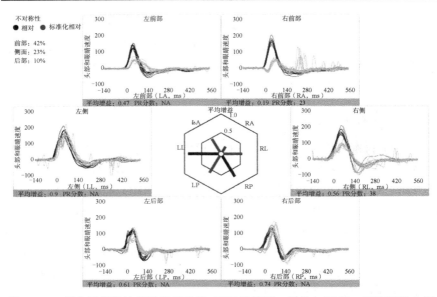

图 4-6　一例右侧前庭神经元炎患者的 vHIT 结果图，男性，57 岁，突发眩晕 2 周

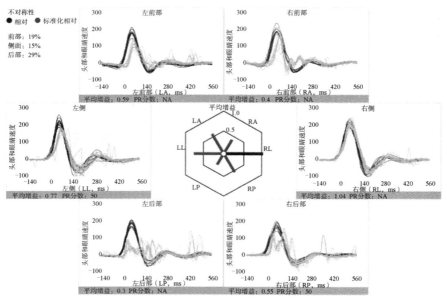

图 4-7　一例左侧突发性聋伴眩晕患者的 vHIT 结果图，女性，44 岁，发病 2 周

（吴子明　刘兴健　杜　一）

第四节　动态视敏度检查

（1）不同速度（频率）动头下的正常动态视敏度如图 4-8 所示，曲线以上为异常，表示动态视敏度下降，曲线以下为正常。视敏度以 logMAR 表示，其与 Snellen 视力关系如表 4-1 所示。

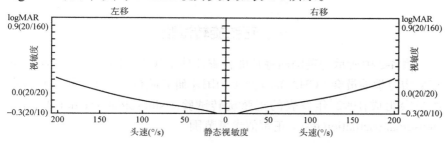

图 4-8　头速与视敏度的关系

表 4-1　Snellen 视力与 logMAR 视力关系

Snellen 比例（in/in）[a]	logMAR
20/200	1
20/150	0.9
20/125	0.8
20/100	0.7
20/80	0.6
20/60	0.5
20/50	0.4
20/40	0.3
20/30	0.2
20/25	0.1
20/20	0
20/15	−0.1
20/13	−0.2
20/10	−0.3

a 1in=2.54cm。

（2）动态视敏度的下降提示前庭眼动反射的下降。向左动头时 DVA 的下降提示左侧前庭功能下降；反之，提示右侧前庭功能下降。双侧都下降提示双侧前庭功能低下。

第五节　转椅检查

一、正弦旋转试验

表 4-2 中所示为美国前庭功能检查评估工作小组[由听力、生物声学和生物力学委员会（CHABA）及美国国家研究院行为、社会科学和教育委员会组成]1992 年发表的正弦旋转试验（sinusoidal rotational test / sinusoidal oscillation test）正常值参考范围。

表 4-2　正弦旋转试验正常值参考范围

项目	参考值						
频率（Hz）	0.0125[a]	0.05[b]	0.2[b]	0.4[c]	1.0[d]	1.5[d]	2.0[d]
增益	0.40±0.07	0.50±0.15	0.59±0.19	0.59±0.18	0.94±0.16	1.01±0.12	1.14±0.11
相位（°）	−39±7	−10±4	−1±4	0±3			
非对称性(%)	≤±10	≤±10	≤±10	≤±10	≤±10	≤±10	≤±10

注：表中 a、b、c、d 分别表示正弦峰速度为 100°/s、60°/s、30°/s 和 20°/s。

图 4-9 所示为美国 SYSTEM-2000 前庭功能检查系统采用的正常值参考范围。

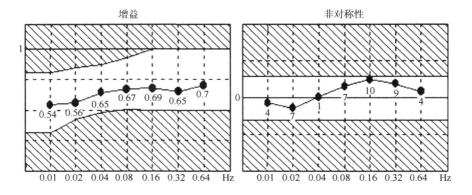

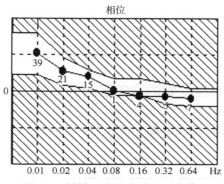

图 4-9　转椅正弦谐波检查正常值

（1）增益降低，非对称性和相位正常，提示前庭功能下降。常见于一侧或双侧前庭功能受损并发生较完全代偿的情况下，也可见于正常的从事特殊职业的人群（如飞行员、体操运动员、海员等）。

（2）增益降低，非对称性正常，相位提前增加，提示比较早期的一侧前庭功能受损，已发生代偿。

（3）增益降低，非对称性增加，相位提前增加，提示一侧前庭功能受损，代偿尚未完全建立。

（4）增益升高，非对称性和相位正常，可见于运动病等前庭功能敏感者。

二、脉冲旋转试验（速度阶梯旋转试验）

（1）低速（60°/s）脉冲旋转试验（速度阶梯旋转试验，velocity step test，VST）主要关注眼震衰减率。时间常数是峰速的最高值衰减 63% 或衰减到 37%。正常时间常数参考范围为 10～30 秒。

（2）高速（240°/s～300°/s）VST（>100°/s）可定侧。UW 正常值<20%。

（贾宏博　吴子明）

第六节　前庭诱发的肌源性电位

一、颈源性前庭诱发的肌源性电位（cVEMP）

1. cVEMP 检查参数设置　见表 4-3。

表 4-3　cVEMP 检查参数设置

刺激声	500Hz 短纯音
刺激声参数	短纯音：2ms（上升期）–1ms（持续期）–2ms（下降期）或 5Hz
刺激频率	4.9～5.1 次/秒
带通滤波	高通：10Hz；低通：1000Hz
分析视窗	–20～60ms
叠加次数	150～200 次
波形方向	P 波向上

2. cVEMP 检查指标分析和结果解读　cVEMP 检查的主要分析指标包括 p13 和 n23 的潜伏期、波峰到波谷的幅度（即 p13～n23）、双侧幅度比、双侧不对称度、阈值（图 4-10）。

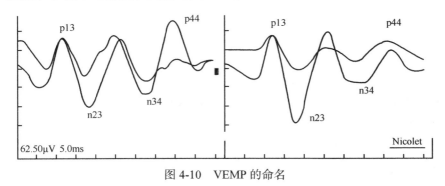

图 4-10　VEMP 的命名

（1）双侧幅度比和双侧不对称度：cVEMP 的绝对幅度受肌紧张程度的影响，临床通常更关注相对幅度，其应用范围更广，包括双侧幅度比和双侧不对称度。不对称度的计算：双侧幅度之差除以双侧幅度之和的绝对值×100%。

（2）阈值：正常人 VEMP 的阈值在 80～100dBnHL（图 4-11）。cVEMP 阈值分析的主要目的是针对内耳第三窗疾病评估，可记录到比较低的阈值，如 60～70dB nHL，常见疾病包括半规管裂综合征和大前庭水管综合征等。

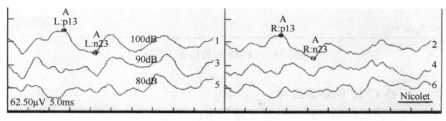

图 4-11　VEMP 阈值检查（一）

（3）潜伏期与耳间潜伏期：cVEMP 潜伏期一般出现在第 13 毫秒和第 23 毫秒附近。多数周围性前庭疾病无潜伏期改变，中枢病变可能出现潜伏期延长。VEMP ｜Δp13｜、｜Δn23｜，尤其是｜Δp13｜同潜伏期一样提示其传导通路异常，是一项实用的指标，可作为临床对 VEMP 异常判断的辅助指标（图 4-12～图 4-15）。图中 A 代表振幅。

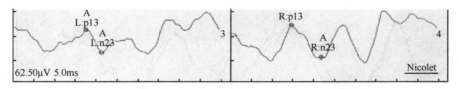

图 4-12　VEMP 阈值检查（二）

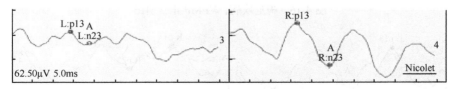

图 4-13　VEMP 阈值检查（三）

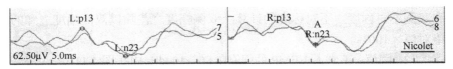

图 4-14　VEMP 阈值检查（四）

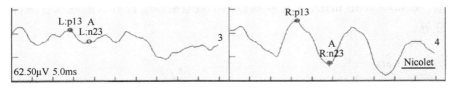

图 4-15　VEMP 阈值检查（五）

3. cVEMP 的临床应用

（1）梅尼埃病与迟发性膜迷路积水：梅尼埃病内淋巴积水，尤其是程度严重的积水常出现于球囊，VEMP 出现幅值异常升高或缺失与否取决于球囊病变程度。早期患者前庭丘脑反射传导速度正常，积水较轻，几乎均可引出 VEMP;严重积水会导致球囊与镫骨足板内侧接触面增大，从而提高了球囊斑对声刺激的敏感性，给予同样强度的声刺激即可出现 VEMP 幅值异常升高，这种异常在服用甘油后多可恢复；VEMP 缺失多见于长期患梅尼埃病者，提示球囊斑病变严重，多为不可逆病变（图 4-16～图 4-19）。

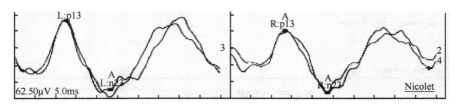

图 4-16　梅尼埃病，VEMP 正常引出

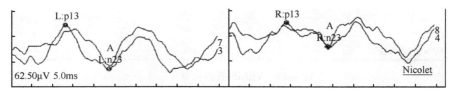

图 4-17　梅尼埃病，VEMP 右侧振幅低

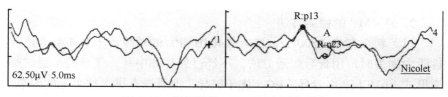

图 4-18　梅尼埃病，VEMP 右侧未引出

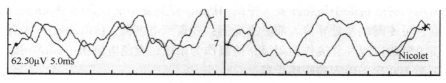

图 4-19　梅尼埃病，VEMP 双侧未引出

（2）前庭神经炎：虽然病毒侵袭前庭下神经的概率较前庭上神经低，但 VEMP 仍可作为筛查试验排除前庭下神经病变。VEMP 缺失可认为是前庭下神经受损的表现。有时也可前庭上、下神经均受累及。

（3）上半规管裂综合征：可表现为 cVEMP 阈值减低和（或）振幅高大。

二、眼源性前庭诱发的肌源性电位（oVEMP）

1. oVEMP 的起源　oVEMP 可以在面部任何肌肉处引出，但越靠近眼球部位，波形振幅越大，潜伏期越短。oVEMP 可能是眼外肌的肌电活动产生的。声刺激导致对侧眼下斜肌兴奋、眼上斜肌抑制，使眼球向上及向对侧外旋外展。骨导通过振动刺激同侧椭圆囊、对侧椭圆囊、眼反射通路而诱发 oVEMP。气导和骨导诱发的 oVEMP 均由椭圆囊产生。前庭上神经损伤时，oVEMP 无法引出，且主要源自椭圆囊感受器。其反射通路是强声刺激，通过中耳、椭圆囊、前庭上神经传递至脑干的前庭神经核，经过内侧丛束交叉到对侧的动眼神经核，对侧眼下斜肌收缩。

2. oVEMP 的检测方法

（1）刺激方法：500Hz，120～140dB SPL 的短纯音（表 4-4）。传导性听力损失时可用骨导刺激方法，不经过外耳和中耳。气导是主要的刺激形式，oVEMP 中骨导（BC）优于气导，但骨导有更多技术上的要求。诱发 oVEMP 有以下三种方法：①气导耳机给予声刺激；②骨导刺激，采用一种手持的小型振荡器（重约 1kg），将其置于前额发际中线的 Fz点，可使震动经骨导传入前庭感受器；③直流电刺激，Galvanic 方式直流电刺激以双耳乳突作为阴极，前额作为阳极，直流电刺激（5mA/ms，刺激 100 次）传入前庭感受器。

表 4-4　oVEMP 检查激参数设置

刺激声	500Hz 短纯音
刺激频率	5 次/秒
带通滤波	10～3000Hz
分析视窗	53.3ms
叠加次数	200～300 次
波形方向	n 波向上

（2）电极安放：记录电极置于下眼睑中央下方 1cm 处，参考电极置于记录电极下方 2cm 处，记录电极、参考电极和同侧瞳孔保持同一水平。气导耳机给予声刺激时，接地电极置于前额眉间（FPz），骨导耳机给予声刺激时，则将接地电极放置于下颌或胸骨。极间电阻≤5kΩ。

（3）被检者体位：被检者平卧于隔音室的床上，也可以坐在椅子上，刺激开始时主动将眼睛向前上注视约 2m 远的固定目标点，保持视角 25°～30°，记录时尽量不眨眼，以维持眼下斜肌张力稳定，同时尽量使腭肌保持松弛状态。

3. 波形分析　oVEMP 波形包括在 10 毫秒左右出现一个负波（n1）和在 15 毫秒左右出现一个正波（p1）。n1 的潜伏期为波形开始至出现第一个负波之间的时间，p1 的潜伏期为波形开始至出现第一个正波的时间（图 4-20）。阈值是引出 oVEMP 的最小声刺激强度。振幅是两个波峰之间的距离，振幅比为振幅值较大的一侧与振幅较小的一侧的比值，两耳的不对称比为两耳的振幅之差与两耳的振幅之和的比值。

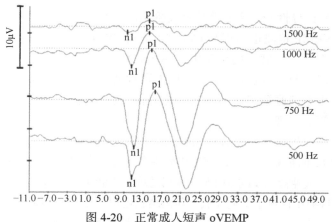

图 4-20　正常成人短声 oVEMP

4. oVEMP 的影响因素　老年人的引出率偏低，60 岁以上的老年人引出率仅为 50%，可能与老年人椭圆囊和前庭传入神经的退化相关。老年人 oVEMP，n1、p1 的潜伏期可出现延长，可能是因前庭中枢对信号处理的退化，因此对老年人 oVEMP 潜伏期结果分析时除了考虑其通路的病变，还应考虑年龄的影响。随着年龄的增长，振幅逐渐减低，阈值逐渐增大。由于男女之间肌肉力量的差别，性别也会影响 oVEMP 的振幅，男性较女性的振幅高，oVEMP 振幅降低或消失。正常值受年龄和性别的影响，实验室建立正常值时须收集不同年龄阶段和不同性别的数据。

5. oVEMP 的临床应用

（1）前庭神经元炎：一般累及前庭上神经，检查时可见向健侧的自发眼震，患侧前庭功能低下，伴水平半规管功能障碍，oVEMP 也可见异常改变，cVEMP 一般可正常。有研究发现前庭神经元炎诊断准确率达到 94%，与半规管冷热试验 UW 值在定侧上有相近的作用。

（2）良性阵发性位置性眩晕（BPPV）：BPPV 的病因是椭圆囊的功能障碍，更主要的是由椭圆囊的退化引起，对此类病例进行 oVEMP 检测会有异常发现。复发的 BPPV 患者和非复发的 BPPV 患者测定 oVEMP，发现复发组患者 oVEMP 的异常率明显高于非复发组，推断 oVEMP 的异常可能是 BPPV 复发的一个危险因素。

（3）上半规管裂（SSCD）综合征：是由上半规管顶部骨质缺损导致

的, 以内耳传导性聋、诱发性眩晕及平衡障碍为主要表现的疾病。SSCD 综合征 oVEMP 检测也出现与 cVEMP 类似的波幅, 较对照组明显增大, 阈值明显降低, 但潜伏期无变化。在 SSCD 综合征患者中, oVEMP 比 cVEMP 表现出更高的异常率, 表现为异常高大的振幅（阈值也降低）。分析可能由于前庭第三窗的存在, 传入神经受到刺激时异常兴奋, 呈低阈值高振幅的表现。

（4）梅尼埃病（Meniere's disease, MD）: 短纯音诱导的 cVEMP 正常人在 500Hz 时振幅最大, 但梅尼埃病患者振幅最大的频率向更高频率偏移（1000Hz）。短纯音诱发的 oVEMP 在梅尼埃病患者中也具有这一特征。这一频率调制现象不仅见于梅尼埃病, 年龄增长也可以使频率调制向高频偏移。

（5）多发性硬化: 是一种常见的中枢神经系统脱髓鞘病变, 病灶播散广泛, 病程中常有缓解复发的神经系统损害症状, 可出现运动、感觉、视力异常, 以及复视、步态不稳、吞咽困难和眩晕等多种中枢神经受损症状。病变好发于脑部或脊髓, 常累及展神经和动眼神经之间的内侧纵束而引起核间性眼肌麻痹, 由于耳石-眼反射通路是在内侧纵束中或邻近的部位通过, 并在前庭神经核和展神经核的中线交叉, 所以也常受影响, 导致 85%以上的核间性眼肌麻痹患者至少有一侧 oVEMP 异常, 约 1/2 低位脑干病变的患者可出现 oVEMP 异常, 而 cVEMP 只有 15%异常。oVEMP 还可见于临床上不活动的脑干病灶。

（吴子明）

第七节　平衡功能检查

正常人在一般状态下由前庭系统及与其保持密切关系的视觉和本体感觉（躯干、肌肉张力等方面）的参与、合作而随时明确自己在空间的正确定位关系, 即使在闭目或动态状况下亦可确定自身的方位而保持平衡。当前庭功能减退或受到病理性、生理性刺激时则各方面的协调关系混乱, 表现为平衡功能障碍。一般的平衡功能检查: 借助于上、下肢深浅本体感觉系统的反应, 利用直立反射、偏斜现象观察。一般人和 3 岁以上能独立行走的儿童均可采用。常用的检查方法有静态平衡检查和动态平衡检查。

一、静态平衡检查

静态平衡检查常使用闭目直立试验（Romberg test）、Tandem 站立试验和单脚直立试验等。正常人无倾倒现象，前庭病变时，患者多向眼震慢相方向倾倒。

1. 闭目直立试验　受检者闭目直立、双足并拢、双手相互扣紧放置于胸前并向两侧拉紧或双臂向前平伸，观察其站立时的稳定程度。由于迷路病变者于倾倒发生之前有短暂的潜伏期，因此检查所用时间不得少于 60 秒。前庭功能正常者站立平稳，无自发性倾倒，异常者则依病变部位或程度的不同而发生向不同方向的倾倒。主要病变见于：①迷路病变者多向前庭功能减弱的眼震慢相一侧倾倒，倾倒方向可随头位改变；②小脑病变者自发性倾倒始终朝向患侧或向后倾倒，并且倾倒方向不受头部位置的影响；③脊髓痨患者的倾倒方向亦不受头位影响，但其倾倒的特点为无固定方向的晃动，并以腿部晃动为主。因此，手扶外物（如树干、墙壁等）可以站立，而眩晕时则不能如此。

2. Tandem 站立试验　此试验实际为闭目直立试验的一种加强试验，该试验对肌张力的改变较前者更为敏感，因此在临床应用普遍。检查时受检者闭目站立，两脚前后踵趾相连，迷路病变者左右摇晃不定或向前庭功能减弱的一侧倾倒。

3. 单脚直立试验　受检者双手下垂贴于身体两侧，两脚并拢直立，脚尖向前，两臂自然下垂，然后举单腿，大腿抬平与上体成 90°，小腿自然下垂，闭双眼单脚独立，记下站立不倒的时间。小于 30 秒，提示有平衡功能异常。

4. 静态姿势描记法（posturography，PSG）　这是用于检测前庭脊髓反射功能的一种技术较为先进的方法。姿势描记仪由静态传感平台、X-Y 记录仪和信号处理微机三部分组成。测试时压力平板的压力静态传感器可记录人体站立时重心移动的轨迹，并将其数据采集后传至微机，经系列处理获得每瞬间重心投影点与平台中心的距离参数，绘出重心移动轨迹的图形。检查时受检者赤足站立于平台上，双眼视前方，两臂自然下垂，睁眼及闭眼各测 60 秒，测试内容主要为人体重心晃动位移曲线的图形、轨迹长度、面积及速度。人体重心晃动轨迹可分为中心型、前后型、左右型、多中心型和弥散型五种基本类型。目前此项检测指标有助于外周性眩晕和中枢性眩晕的诊断与鉴别，但不可单独以此作为定量指标，必须结合临床及其他检查结果进行综合分析，从而得出明确的定位诊断。主要结果为：①正常人重心晃动轨迹的总长度较为恒定，但面积大小参差，图形的形态是以中心型为主，弥散型次之。②前庭系统病变者的测试结果大于正常值，弥散型多见。梅尼埃病患者具有良好的前庭代偿能力，前庭周围性疾病者睁眼时外周面积正常，BPPV 患者静态姿势描记法各参数在正常范围。③中枢病变者的数值皆大于外周病变者，弥散型多见。

二、动态平衡检查

1. 过指试验（past-pointing） 检查者与被检者面对面而坐，将手臂伸出，双手握拳，示指向前伸直，嘱检查者与被检者平伸的指尖相互接触，随后让被检者将前臂垂直上举之后迅速放下，示指尖再次与检查者相触，先睁眼反复重复几次，直至被检者学会，再让其闭眼重复数次。本测试既可双臂分别依次进行，亦可双臂同时操作。双臂同时测试要求检查者与被检者双手示指尖接触之后将双臂快速上举，放下时双手示指尖再次与检查者双示指同时接触并重复数次。测试动作要迅速，当过指出现时检查者应以双示指轻轻接住被检者的示指，以防被检者因受到暗示而有意矫正过指。此外，还应保持肩及上臂和肘部关节的协调运动，才可避免过度内收和外展的过指体征出现。正常人在睁闭眼状态下均无过指现象，单侧迷路病变患者表现为睁眼时无过指，闭眼时双手均向前庭功能较低一侧过指，而小脑病变者的过指仅表现为一侧手臂的偏移。

2. 书写试验 被检者端坐于桌前，身体不与周围物体接触，左手放于膝上，右手悬腕执笔，在预先铺好纸张的桌面上从上至下书写文字或符号，每个字大小为 3～5cm²，纵向长度为 15～20cm，先睁眼直写一行，再闭眼纵写一列，以两行文字左右偏斜＜10°为正常，＞10°则应考虑前庭功能异常。外周病变中约 65.4%的患者书写结果为异常，字偏向患侧，即前庭功能低下或向眼震慢相一侧偏斜。

3. 踏步试验 被检者闭目站立于直径分别为 0.5m、1.0m、1.5m 的三个同心圆的中央，双臂向前平伸，在 1 分钟内原地踏步 50～100 步，注意观察被检者踏步结束时的位置、偏离圆心的距离及偏斜的角度。视身体旋转＞30°及向前、后位移超过 1m 为异常。

4. 行走试验　蒙住被检者双眼，令其先前行 5 步，再后退 5 步，依照此顺序重复 5 次。结束时测量起点与终点之间的角度偏差，如偏差＞90°则表明双侧半规管功能不对称。

5. 动态姿势描记法（dynamic posturography，PSG）　包括一系列平衡及姿势稳定控制试验，如感觉统合、运动协调和运动反应能力测试等，能精确、客观、定量地评价人体前庭脊髓反射功能。设备主要有计算机、可动平台和视觉刺激。目前应用较多的是以本体感觉、视觉和前庭平衡为主体的感觉统合试验（SOT），是记录 6 种试验条件下的身体重心摇晃轨迹，计算平衡分值。6 种试验条件：前 3 种为平台固定，睁眼身体不动、闭眼身体不动和睁眼视动身体不动；后 3 种为平台摇晃，睁眼身体不动、闭眼身体不动和睁眼视动身体不动。主要测试参数包括潜伏期、中心对称性、幅度和适应性等。用于前庭功能紊乱的诊断和鉴别诊断、前庭功能评估及指导前庭康复训练。国内动态平台在临床中应用尚少，有待进一步推广。

三、VAT 检查

前庭自旋转试验（vestibular autorotation test，VAT）是一项水平及垂直方向的高频前庭-视觉反射测试，检测频率范围为 0.5～6Hz，接近于人体日常生活的正常运动频率，是迄今为止检测频率带最宽的前庭功能检测方法，也是一种新型的前庭功能检测手段。VAT 结果主要分析相位、增益和非对称性 3 个指标。相位，眼球移动速度滞后于头部运动速度，即输出时间相对应于输入的延迟。增益，眼球运动与头部运动的速度之比（正常时接近 1）。非对称性，眼球左右运动速度的对称性。结果异常可为眩晕及平衡功能障碍的诊断提供参考。该手段的价值在于能评估高频段及垂直方向的前庭-视觉反射功能状态，弥补了以往常规前庭功能检查仅能检测低频段及水平方向前庭-视觉反射功能的不足。该检查尚处于临床应用的初始阶段，具体临床意义及实际应用价值还有待进一步研究确定。

（徐　进　刘　波）

第五章

急性前庭病

第一节　前庭神经炎

前庭神经炎（vestibular neuritis）又称前庭神经元炎（vestibular neuronitis），过去曾称流行性眩晕、前庭麻痹症、急性前庭综合征、前庭危象等。

一、概　　述

前庭神经炎是指仅发生于前庭神经节及前庭神经的炎性病变，耳蜗及前庭中枢系统正常，多发生于 20～60 岁的成年人。推测本病与病毒感染有关，也可继发于病灶感染或血管因素。目前越来越多的证据支持该病是病毒感染导致的一种常见的前庭系统疾病，发病率仅次于良性阵发性位置性眩晕和梅尼埃病。半数以上的患者有上呼吸道或胃肠道感染史。发病机制为病毒感染导致的神经血管源性的选择性迷路损伤，发病部位多见于前庭上神经（水平半规管、上半规管和椭圆囊），前庭下神经（后半规管、球囊）也可能受累，椭圆囊、球囊受损可增加良性阵发性位置性眩晕发生的可能性。

二、诊断依据

前庭神经炎发病前多有上呼吸道感染史或胃肠道感染史。

（1）突然发作的重度旋转性眩晕，有明显的平衡障碍，伴有恶心、呕吐，数小时达到高峰，可持续数天或数周。急性发作后，眩晕和平衡障碍逐渐减轻，但症状一般要持续 1 个月至数月。老年人恢复慢，可长达数月。多一耳患病，偶有两耳先后发病。无耳鸣及听力下降等耳蜗受累症状。

（2）无其他神经系统异常征象。

（3）急性发作期中可见自发性、水平或水平旋转性眼震，快相指向健侧。床旁甩头或头脉冲试验可见扫视性眼震。

（4）纯音测听检查：正常或无新增听力损失。

（5）急性期血象白细胞总数可增多或发生比例改变。

（6）冷热试验：患侧水平半规管轻瘫或麻痹，有时呈健侧优势偏向，提示前庭功能部分或完全丧失。

（7）前庭诱发的肌源性电位（VEMP）检查：患侧潜伏期延长、振幅低或未引出。cVEMP 和 oVEMP 分别用于评价球囊与前庭下神经及椭圆囊与前庭上神经通路的功能，可提示前庭神经受损的范围，用于精确的定位诊断。

（8）视频头脉冲试验（vHIT）：患侧相位、增益及非对称性异常。

三、临 床 检 查

（1）自发性眼震检查：早期可见自发性水平或水平旋转性眼震，快相指向健侧。

（2）床旁甩头或头脉冲试验：可见扫视性眼震。

（3）闭目直立试验：向患侧倾斜。

（4）耳镜检查：外耳道及鼓膜一般正常。

（5）纯音测听检查：正常或无新增听力损失。

（6）血常规检查：急性期血常规白细胞总数或比例异常。

（7）前庭功能检查：病情控制稳定或眩晕缓解后可行冷热试验，患侧半规管轻瘫或麻痹，有时呈健侧优势偏向。oVEMP/cVEMP 检查可出现患侧潜伏期延长、振幅低或未引出，可判定前庭神经受损的范围，前庭上神经、前庭下神经可同时受累或单独受累，但以前庭上神经受损多见。视频头脉冲试验可用于水平、垂直半规管功能的检测。患侧相位、增益及非对称性异常，但异常率低于冷热试验。旋转试验及静态、动态平衡仪检测可用于前庭功能评估及前庭康复训练的指导。

（8）影像学检查：急性期钆增强 MRI 显示前庭神经呈病毒感染后的炎症表现；中枢代偿期功能影像可显示脑结构发生变化；内听道区域高分辨率（0.2mm）弥散张量成像（DTI）三维重建研究显示约 50%的患者后期有前庭神经萎缩表现。

（9）神经系统检查无异常体征，排除中枢神经系统疾病。

四、治　疗

急性期抗晕、止吐、纠正水电解质紊乱，推荐使用抗病毒药物和类固醇糖皮质激素；恢复期通过康复训练促进前庭功能代偿。具体方案如下：

（1）急性期卧床休息。

（2）前庭抑制剂或中枢镇静剂：地芬尼多 25mg，2～3 次/天；艾司唑仑 1～2mg，1 次/天；异丙嗪 25mg，1 次/天。缓解眩晕，但应用时间不宜过长，以免影响中枢代偿功能的建立。

（3）抗病毒药：吗啉胍（病毒灵）100～200mg，口服，3 次/天。利巴韦林（病毒唑）100mg，口服，3 次/天。

（4）类固醇激素类：地塞米松 0.75mg，口服，3 次/天，或泼尼松 30mg，晨服 1 次，连续 7～10 天。

（5）血管扩张剂及营养、保护神经药物：金纳多 40～80mg，口服，3 次/天；盐酸氟桂利嗪 10mg，1 次/天；甲磺酸倍他司汀 6～12mg，3 次/天；甲钴胺 500～1000mg，口服，3 次/天。

（6）恢复期可行前庭功能康复训练（参见"前庭康复"章）。

五、预　后

一般有自愈倾向，但长期随访发现仍有患者残留眩晕及前庭功能低下。早期可以根据自发性眼震程度预判病程和预后；恢复结果不取决于冷热试验和头脉冲试验等前庭功能测试所评估的外周损害程度，而是与个体视前庭交互作用、精神因素、心理特质和前庭知觉功能障碍有关；类固醇激素不能改善预后。

第二节　迷　路　炎

一、概　　述

迷路炎（labyrinthitis）又称内耳炎，为耳部感染侵及内耳骨迷路或膜迷路所致，是化脓性中耳乳突炎较常见的并发症。按病变范围及病理变化可分为局限性迷路炎、浆液性迷路炎及化脓性迷路炎 3 个主要类型。

1. 局限性迷路炎（circumscribed labyrinthitis）　又称迷路瘘管（fistula of labyrinth）。多因胆脂瘤或慢性骨炎破坏迷路骨壁，以致局部产生瘘管，使中耳与迷路骨内膜或外淋巴隙相通。

2. 浆液性迷路炎（serous labyrinthitis）　是以浆液或浆液纤维素渗出为主的内耳弥漫性非化脓性疾病或炎性反应。内耳终器一般无损害。病变痊愈后内耳功能多能恢复。病变进一步发展，可转变为化脓性迷路炎。

3. 化脓性迷路炎（suppurative labyrinthitis）　化脓菌侵入内耳，引起迷路弥漫性化脓性病变。内耳终器被破坏，功能全部丧失。感染可继续向颅内扩散，引起颅内并发症。

二、诊断依据

1. 病史特点　多有急性或慢性化脓性中耳炎病史。患者除耳漏外，出现眩晕、恶心、呕吐及酸碱平衡紊乱等症状，可伴耳鸣、听觉过敏、耳深部疼痛及耳胀满感。听力可发生改变。

2. 眩晕特点　①局限性迷路炎：阵发性或激发性眩晕，偶伴恶心、呕吐，眩晕多在快速转身、屈体、行车、耳内操作（如挖耳、洗耳）、压迫耳屏或擤鼻时发作，持续数分钟至数小时。中耳乳突炎急性发作期症状加重。②浆液性迷路炎及化脓性迷路炎：眩晕特点类似前庭神经炎。

3. 眼震特点　眩晕发作时可见自发性眼震，呈水平或水平旋转型。早期迷路处于刺激状态时眼震朝向患侧；晚期病变损毁迷路出现前庭功能下降或全部丧失时，眼震方向由患侧转向健侧。

4. 平衡障碍特点　患者喜欢卧向患侧，站立时向健侧倾倒。

5. 听力损失特点　①局限性迷路炎：耳聋的性质和程度与中耳炎病变程度一致，听力检查多为传导性聋，瘘管位于鼓岬者可呈混合性聋；②浆液性迷路炎：听力明显减退，为感音性聋，但未全聋；③化脓性迷路炎：患耳全聋。

6. 前庭功能检查　①局限性迷路炎：一般正常或亢进；②浆液性迷路炎：前庭功能呈不同程度的减退；③化脓性迷路炎：患侧前庭功能完全丧失。

7. 瘘管试验　①局限性迷路炎为阳性，但瘘管被病理组织堵塞时可为阴性；②浆液性迷路炎可为阳性；③化脓性迷路炎为阴性。

三、临 床 检 查

1. 耳镜检查　鼓膜呈急性或慢性化脓性中耳炎征象，外耳道及鼓室内可有脓性分泌物。

2. 自发性眼震检查　可见自发性水平眼震或水平旋转性眼震，早期迷路处于刺激状态时眼震朝向患侧；晚期病变损毁迷路出现前庭功能下降或全部丧失时，眼震方向由患侧转向健侧。

3. 闭目直立试验　向健侧倾倒。

4. 纯音测听检查　呈传导性聋、混合性聋或全聋。

5. 血常规检查　急性期血常规白细胞总数或比例异常。

6. 前庭功能检查　患侧前庭功能可正常、亢进、减退或完全丧失。进行冷热试验时不宜使用冷热水，以免感染扩散。

7. 瘘管试验　阳性有助于局限性迷路炎的诊断，但阴性不能完全排除诊断。

四、治　　疗

（1）本病是化脓性中耳乳突炎较常见的并发症，积极治疗化脓性中耳乳突炎是预防本病的关键。

（2）全身使用足量、敏感、有效的抗生素静脉滴注。外耳、中耳有分泌物者应根据细菌培养和药物敏感试验选择抗生素。

（3）抗晕治疗同前庭神经炎。

（4）注意补液，纠正水和电解质紊乱。

（5）并发于慢性化脓性中耳乳突炎者，应在大量抗生素控制下行乳突手术，彻底清除病灶。局限性迷路炎患者如内耳功能正常，则不刮除覆盖迷路瘘管的胆脂瘤上皮，以免发生迷路急性化脓性感染。疑有颅内并发症时，应急行乳突手术，并切开迷路，以利于引流。

第三节　Hunt 综合征

Hunt 综合征是以美国神经学家 James Andrew Ramsay Hunt 博士的名字命名的疾病，又称 Ramsay Hunt 综合征。

一、概　　述

Hunt 综合征由单侧膝状神经节感染水痘-带状疱疹病毒引起，受损皮肤神经节支配的区域包括外耳、鼓膜、口腔黏膜，以及部分耳、面部肌肉，受累症状包括面瘫、严重耳痛、舌前 2/3 味觉丧失、唾液泪液减少、耳鸣、耳聋、眩晕等。James Andrew Ramsay Hunt 于 1907 年首次描述了耳带状疱疹与面瘫相关的这组症状，并分为以下 4 种类型。

Ⅰ型，耳带状疱疹（没有神经症状）。

Ⅱ型，耳带状疱疹+面部轻瘫。

Ⅲ型，耳带状疱疹+面部轻瘫+听觉症状。

Ⅳ型，Hunt 综合征。

Hunt 综合征的发病率每年约为 5/10 万，是引起急性周围性面瘫的第二位原因。男女发病率没有差异，儿童少见。无传染性，但理论上可以通过开放伤口把病毒传给未感染者。糖尿病患者感染的可能性会增加 4 倍，免疫系统功能低下者（如艾滋病患者、孕妇在妊娠最后 3 个月）更容易感染。

二、诊 断 依 据

通常依据面瘫和疱疹可确定诊断。

1. 症状各有不同　可包括（但不一定完全包括）口角偏向一侧，无法闭眼、微笑、皱额和吹口哨，发音轻度模糊，可说话。眼睑不完全关闭导致溢泪。味觉丧失或异常。口周小水疱、口干。头、颈、耳部剧烈疼痛，耳甲腔疱疹破裂后感染出现疼痛。听觉症状包括耳聋、耳鸣、听觉过敏。前庭症状包括眩晕、恶心、呕吐，眩晕特征同前庭神经炎。

2. 耳镜检查　表现为耳部发炎和带状疱疹。

三、临 床 检 查

（1）外观通常表现为一侧周围性面瘫。

（2）耳镜检查可见外耳发炎和多位于耳甲腔或舟状窝处的带状疱疹。

（3）神经传导检测可以判断面部神经受损程度和预测恢复情况。

（4）血清学检测可证实水痘-带状疱疹病毒感染，但一般并不常规进行检测。

（5）听-前庭功能检查可发现第Ⅷ对脑神经受损，呈蜗性聋或蜗后聋，VEMP 检测发现前庭下神经损伤。冷热气（避免灌水）试验显示患侧水平半规管部分麻痹或完全麻痹。

（6）复视说明第Ⅵ对脑神经也已受损，眼底检查可发现视神经乳头炎。

（7）实验室 PCR 技术可以检测到疱疹病毒 DNA，但多用于实验研究。

（8）MRI 显示面神经发炎，DTI 示踪法还可观察感染是否已扩散到其他脑神经。

（9）少数情况特别是诊断不明确时需要行腰椎穿刺。

四、治　　疗

治疗的关键是有效控制水痘-带状疱疹病毒感染。

（1）抗病毒药物，如阿昔洛韦每次 400mg，1 次/天，建议用 7～10 天。

（2）大量类固醇激素，如泼尼松龙 60mg/d，3～5 天后逐渐减量，至 1 周。

（3）局部皮肤用抗生素、类固醇油膏外涂。

（4）抗晕、止吐、镇痛等对症治疗。眩晕的具体治疗同前庭神经炎。

（5）监测血压、血糖及电解质，给予全身治疗。

（6）使用洗眼液、涂抹眼膏或戴眼罩等保护眼睛。

（7）面部肌肉训练。

康复过程中的一个关键因素是时间。在面瘫后开始数天甚至数周，任何受损害的神经都有可见或内在的炎症，都需要经过一定的时间来修复（任何刺激肌肉前）。

发病后应该立刻开始的治疗是热敷和按摩。以下训练要在医生或专业治疗师的监督下才能进行。首先要经常在镜子前练习，可以做出反馈和控制运动，以帮助恢复平衡。永远不要认为持续或强迫刺激肌肉会促进肌肉康复。图 5-1 示面神经支配面部肌肉的区域。以下表情动作每次训练 10 次，每天重复两三次：惊讶、亲吻、皱眉、吸吮、微笑、闭眼、做鬼脸、睁眼、吹口哨、轮流眨眼。

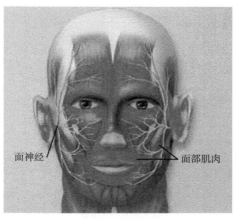

图 5-1　面神经及其支配的面部肌肉

（8）中医针灸或按摩。

（9）长期不恢复可考虑手术修补受损神经。

五、预　　后

　　轻微受损的神经，预期通常在数周全面恢复；受损较严重的神经，甚至数月也不能完全康复。症状出现后 3 天开始治疗，恢复的概率更高，70%的患者可以完全康复；如延误治疗（超过 3 天），完全康复的概率降至约 50%。儿童多半比成年人更易恢复。如果神经错位生长产生联带运动（synkinesis），可能造成不当的反应，如哭、笑或咀嚼时流眼泪，有些人可能会在说话或进食时眨眼，可残留永久性听力损害和耳鸣现象（仅 50%的患者可恢复）。眩晕往往在数周后消失，但也可能持续到 8 个月后。眩晕最初常伴有恶心、呕吐，但长期影响很小。易感人群容易复发，目前还没有任何已知的方法能防止复发。早期使用药物能改善预后。复发的平均间隔为 10 年，复发病例病情更重、更难以恢复。复发后可完全恢复，但还会再次发病。

（徐　进）

第六章

良性阵发性位置性眩晕的诊治

一、概　　述

良性阵发性位置性眩晕（benign positional paroxysmal vertigo，BPPV）是头部运动到某一特定位置时诱发的短暂的眩晕，是一种具有自限性的周围性前庭疾病，可为原发性，也可为继发性。并非所有的头动都可引出症状，必须是与重力垂直线之间的角度发生变化的头位运动才能出现症状。

二、BPPV 的临床类型

（1）后半规管 BPPV。

（2）水平半规管 BPPV。

（3）上半规管 BPPV。

（4）混合型 BPPV。

以上四种类型可单侧发病，也可双侧发病，双侧同时发病罕见。后半规管 BPPV 最常见，其次为水平半规管 BPPV，而上半规管 BPPV 和混合型 BPPV 在临床上少见。

三、诊断 BPPV 的变位试验

1. Dix-Hallpike 试验　是确定后半规管或上半规管 BPPV 常用的方法（图 6-1）。在每个位置都要观察有无眼震，并记录眼震的方向。

（1）阳性：一般是向左侧或右侧出现眼震，眼震为垂直扭转性。

（2）阴性：向双侧均没有眼震。

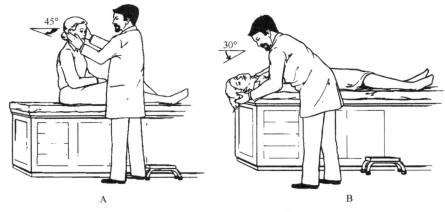

图 6-1　Dix-Hallpike 试验

2. 滚转试验（roll test）　　是确定水平半规管最常用的方法（图 6-2）。

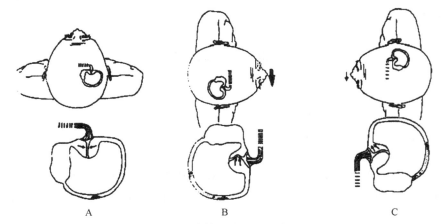

图 6-2　滚转试验的三个位置

图 6-2A 是第一个位置，可以根据患者的病情或检查者的习惯决定首先向左侧翻转还是向右侧翻转。每个位置均要注意有无眼震，并记录眼震的方向。图 6-2 显示的是右侧水平半规管结石，向双侧翻转均会出现眼震，但以向右翻转眼震和眩晕明显。

（1）阳性：向双侧翻转均出现水平眼震，一般是一侧强、一侧弱。

（2）阴性：向双侧翻转均无眼震。

四、BPPV 变位检查的眼震特点

1. 后半规管 BPPV 的眼震特点　患者头向一侧转 45°后快速卧倒，使头悬至床下，与床平面成 30°角，患耳向地时出现以眼球上极为标志的垂直扭转性眼震（垂直成分向眼球上极，扭转成分向地）；回到坐位时眼震方向逆转。管结石症眼震持续时间<1 分钟；嵴帽结石症眼震持续时间≥1 分钟。

2. 上半规管 BPPV 的眼震特点　患者头向一侧转 45°后快速卧倒，使头悬至床下，与床平面成 30°角，患耳向下时出现以眼球上极为标志的垂直扭转性眼震（垂直成分向眼球下极，扭转成分向地）；回到坐位时眼震方向逆转。管结石症眼震持续时间<1 分钟；嵴帽结石症眼震持续时间≥1 分钟。

3. 水平半规管 BPPV 的眼震特点　管结石症在双侧变位检查中均可诱发向地性或背地性水平眼震，眼震持续时间<1 分钟；嵴帽结石症在双侧变位检查时可诱发背地性水平眼震，眼震持续时间≥1 分钟。

五、诊 断 依 据

（1）头部运动到某一特定位置出现短暂眩晕的病史。

（2）变位性眼震试验显示上述眼震特点，且具有短潜伏期（<30 秒）和疲劳性。

我国的诊断标准[中华医学会耳鼻咽喉-头颈外科学分会诊断标准（2017）]是根据 Bárány 学会的国际标准制定的（Bárány 学会前庭疾病分类委员会，2015）。

1. 确定诊断

（1）相对于重力方向改变头位后出现反复发作的眩晕或头晕。

（2）位置试验可诱发眩晕及眼震，眼震特点符合相应半规管兴奋或抑制的表现。

（3）排除其他疾病。

2. 疑似诊断

（1）相对于重力方向改变头位后出现反复发作的眩晕或头晕，持续时间通常不超过 1 分钟。

（2）位置试验未诱发出眩晕及眼震。

（3）排除其他疾病。

六、鉴 别 诊 断

BPPV 与中枢性阵发性位置性眩晕（PPV）的鉴别见表 6-1。

表 6-1　BPPV 与中枢性 PPV 的鉴别要点

特征	BPPV	中枢性 PPV
潜伏期	1～15 秒（水平型更短）	0～5 秒
持续时间	5～60 秒（水平型可更长）	5～60 秒或更长
眼震的方向	与刺激半规管有关	与刺激半规管无关，纯水平或垂直眼震
疲劳性	典型（水平型不明显）	可能有或无
眼震的变化过程	渐增-渐减型（水平型少见）	可能为渐增-渐减型
眩晕	典型	典型
恶心、呕吐	一次检查少见	一次检查常见，与眼震强度不成比例
自然病程	数周内自然恢复率达 70%～80%	数周内也可自然恢复
伴随的神经科体征	无	可有，主要为小脑或眼动异常
影像学	正常	正常；或见第四脑室外背侧，小脑蚓部背侧

七、BPPV 的治疗原则

耳石复位及必要的药物干预。

1. 后半规管 BPPV　可采用 Epley 法（图 6-3）或 Semont 法（图 6-4）。

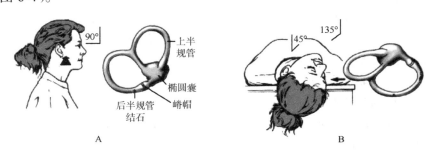

A　　　　　　　　　　　　　　　　　B

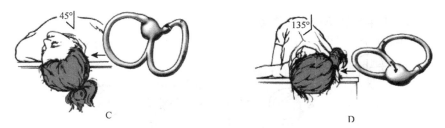

图 6-3 Epley 法后半规管复位步骤（右后 BPPV）

A. 患者坐于检查床，头部直立；B. 头右转 45°并快速后仰，使头与水平面成 10°～30°角；C. 将患者头左转 90°；D. 头再向左转 90°；待眩晕消失后坐起

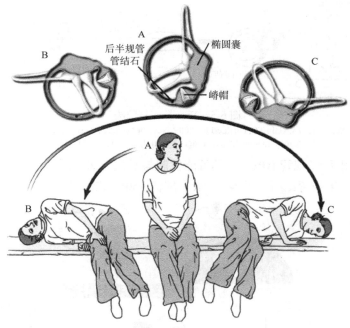

图 6-4 Semont 法后半规管复位步骤（右后 BPPV）

A. 患者坐位，头左转 45°；B. 快速向右倒下，出现眩晕后保持该体位至眩晕消失；C. 直接快速起身，经过坐位再倒向左侧，眩晕消失后再回到坐位

2. 上半规管 BPPV（图 6-5）

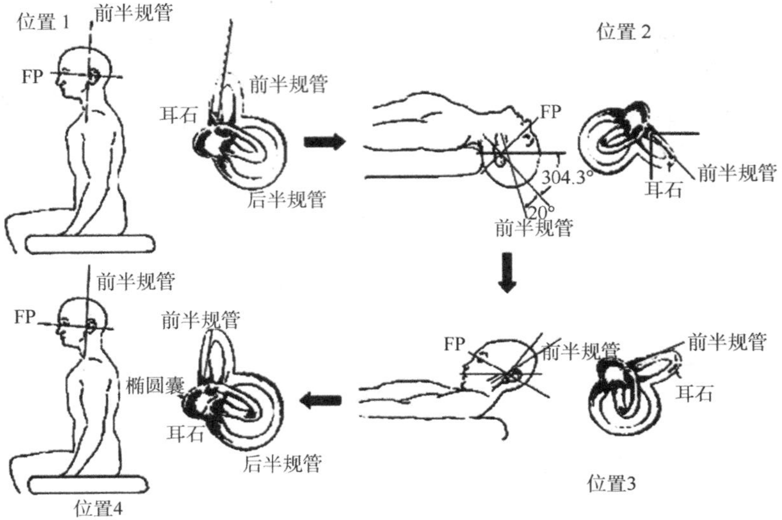

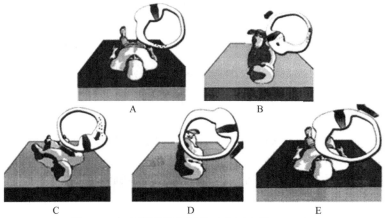

位置1 前半规管
FP
前半规管
耳石
后半规管

位置2
FP
304.3°
20°
前半规管
前半规管
耳石

前半规管
FP
椭圆囊
耳石
后半规管
位置4

FP 前半规管
前半规管
耳石
位置3

图 6-5 Yacovino 复位法

资料来源：Yacovino DA, Hain TC, Gualtieri F，2009. New therapeutic maneuver for anterior canal benign paroxysmal positional vertigo. J Neurol, 256(11)：1851-1855

3. 水平半规管 BPPV 其可能机制与复位方法见图 6-6～图 6-9。

（1）半规管结石（后臂）：水平翻转 360°（图 6-6、图 6-7）。

A

B

C

D

E

图 6-6 向地性眼震的复位（右侧水平 BPPV）

A. 平卧；B. 向左翻转 90°；C. 眩晕消失后向左转 90°；D. 眩晕消失后向左转 90°；E. 眩晕消失后向左转 90°，眩晕消失后坐起

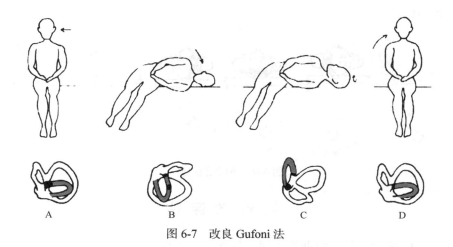

图 6-7　改良 Gufoni 法

（2）半规管结石（前臂）：Gufoni 法（图 6-8）。

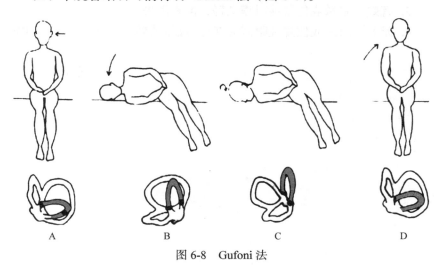

图 6-8　Gufoni 法

（3）嵴帽结石（管侧）：转换为管结石后复位（图 6-9）。①患者由坐位倒向患侧，保持 3 分钟；②向上转 90°，平卧位，保持 3 分钟；③仰卧位，再向健侧转 90°，保持 3 分钟；④患者头部微前倾；⑤缓慢回到起始坐位。

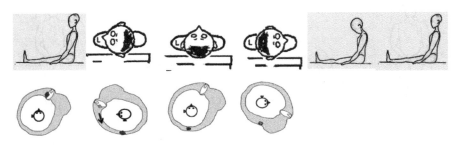

图 6-9　嵴帽结石复位

八、疗 效 评 估

1. 疗效评价　短期为 1 周；长期为 3 个月。

2. 痊愈　眩晕或位置性眼震完全消失。

3. 有效　眩晕或位置性眼震减轻，但未消失。

4. 无效　眩晕或位置性眼震无变化，加剧或转为其他类型的 BPPV。

（吴子明）

第七章

前庭性偏头痛

第一节　前庭性偏头痛的命名与流行病学

偏头痛是一种常见的慢性疾病，特点是严重的发作性头痛。自主神经功能障碍，在一些患者中还有先兆。偏头痛的患者常有前庭系统症状，可以是明显的眩晕或非特异性的头晕、不稳感和运动不耐受。大量文献说明偏头痛相关的眩晕可作为一种疾病的实体而存在，2004 年国际头痛协会（International Headache Society，IHS）在其头痛的分类中没有包括前庭性偏头痛（vestibular migraine，VM）（儿童良性阵发性眩晕的定义为周期性发作的综合征，而且一般作为偏头痛的前驱症状）。本部分讨论成年人的前庭性偏头痛，简要回顾偏头痛与眩晕之间在流行病学方面的相关性，讨论前庭性偏头痛诊断标准、鉴别诊断并探讨其他与偏头痛有关的临床前庭系统疾病，最后提出治疗意见。

目前对于偏头痛引起的眩晕所用的名称有前庭性偏头痛、良性复发性眩晕、偏头痛相关的眩晕、偏头痛诱发的眩晕。一些是纯描述性的，一些则提示了偏头痛和前庭系统之间的联系。目前，最常用的是前庭性偏头痛。

偏头痛和眩晕两种疾病在普通人群中非常见。偏头痛的发病率在欧美男性中为 4%～6.5%，女性中为 11.2%～18.2%，而一生中的患病概率为 23%。由于发病率较高，偏头痛和眩晕肯定会有交叉，即两者之间没有因果关系。存在的问题是偏头痛和眩晕均为临床诊断，对患者病史的复述往往有一定的主观性。但很多研究者发现，偏头痛和眩晕之间的关系不仅仅是或然联系。复发性眩晕的患者 1/3 有偏头痛。偏头痛在眩晕门诊患者中占 38%，高于同性别、年龄的对照组 24% 的发病率。前庭性偏头痛在眩晕门诊患者中的发病率为 7%，而在偏头痛门诊患者中的发病率为 9%。

第二节　前庭性偏头痛的发病机制

一、皮质扩散性抑制学说

　　皮质扩散性抑制（CSD）学说是偏头痛发病的始动机制。CSD 能够到达前庭相关皮质区域，甚至脑干前庭神经核，从而引起前庭症状。CSD能够通过一定的机制激活三叉神经血管反射，导致头痛发作，偏头痛先兆和头痛之间的潜伏期可能反映了 CSD 枕叶皮质扩散到疼痛触发脑区的时间；偏头痛发作时某皮质区短时程的去极化扩散到相邻脑区的同时，能够继发性地引起其他区域神经活动较长时程的降低，然而其并不能用来解释前庭性偏头痛发作的长时程性及可能出现的半规管轻瘫和复杂的位置性眼震。与偏头痛对视觉和听觉刺激的敏感性增加相似，前庭性偏头痛也存在对前庭传入敏感性增加的情况。

二、血　管　学　说

　　血管学说也是偏头痛眩晕发病机制最早的学说，前庭性偏头痛考虑为原发性脑血管功能障碍，外部和内部诱因导致可逆性血管痉挛，影响内听动脉及分支，引发前庭和耳蜗症状，同时引起自发性眼震；如果影响小脑前下动脉，引起中枢性眼震。还有病例报道称，在卵圆孔未闭患者中行经颅多普勒超声（TCD）微栓子检查，发现大量逆行的微栓子由右心直接到左心，逆流而上，造成脑干血管痉挛，导致脑缺血发作，引发偏头痛，在这个报道中发现有患者除引发偏头痛外还有眩晕发作，经卵圆孔封堵后症状消失。

三、三叉神经血管学说

　　该机制是通过激活三叉神经前庭反射引发神经源性炎症，随后内耳血浆蛋白渗出和炎性递质的释放有助于持续激活与敏化三叉神经初级传入神经元。脑干前庭核与调节三叉神经伤害性输入的结构之间互相连接（延髓头端腹内侧区、中脑导水管周围灰质腹外侧区、蓝斑核、中缝巨胞核）是前庭性偏头痛病理生理的关键。三叉神经学说通路中，前庭神经下核、中核、外侧核与三叉神经核尾相互关联，偏头痛有关的神经递质经蓝斑核、背核等传入中枢前庭核，引起前庭神经元的调节异常，出现眩晕。另外一项研究表明，三叉神经元释放的某些活性物质可以引起偏头痛眩晕患者自发眼震，推论此类患者脑干结构附近易感性阈值减低，从而导致偏头痛性眩晕。从上述机制可以看出，有偏头痛发作的典型偏头痛性眩晕主要为中枢机制受损所致。降钙素基因相关肽（CGRP）在三叉神经血管系统的广泛分布与偏头痛的发生有密切关系。CGRP 有扩血管作用，偏头痛发作时颅内血管 CGRP 含量升高，但肘静脉中含量并未升高。动物研究表明，三叉神经激活释放的 CGRP 可引起脑及脑膜血管扩张，刺激肥大细胞释放炎症介质，作用于卫星胶质细胞发挥促使感觉神经元激活及致敏的作用。同时发挥类似神经递质作用的还有 5-羟色胺（5-HT）、去甲肾上腺素（NE）、多巴胺（DA）。前庭性偏头痛患者的丘脑活动明显增强，而且这种丘脑活动增强的幅度与前庭性偏头痛发作的频度呈正相关。而丘脑功能障碍会在疾病急性期产生倾倒感及步态不稳。

四、基因及离子通道学说

常染色体 5q35 和常染色体 22q12 异常可能与前庭性偏头痛相关。有报道在同一家庭中的多个亲属以不同亚型表现存在，包括偏头痛、前庭性偏头痛和良性发作性眩晕，推测可能与多基因调控引发多样性表现有关。此外，由于发作性共济失调 2 型和家族性偏瘫型偏头痛患者均可出现发作性眩晕和头痛症状，类比推测前庭性偏头痛可能为一种离子通道病，与电压门控钙离子通道基因缺陷有关。

根据作者的经验，前庭性偏头痛可能是外周、中枢两种机制作用的结果。

第三节 前庭性偏头痛的临床诊治

一、前庭性偏头痛的临床表现

前庭性偏头痛的发病年龄跨度大，发病高峰年龄段为 30～60 岁，可能与此年龄段人群容易产生精神压力、劳累、外界环境刺激和激素不稳定有关。前庭性偏头痛的平均发病年龄小于后循环缺血疾病。本病女性多见（女性：男性为 4∶1）；发作频率较其他前庭外周性眩晕更高，5次以上，甚至会每周发作 1 次以上；眩晕持续时间及临床症状多变，持续时间多在 5 分钟至 72 小时，其中有约 10%仅持续数秒，当头部活动、视觉刺激或头部位置变化时可反复出现，有些患者可能需要长达 3 天才能从一次发作中完全恢复。

临床症状包括前庭症状及偏头痛样症状。前庭症状可表现为自发性眩晕、位置性眩晕、视觉引发的眩晕、头部运动引发的眩晕及运动不耐受、身体不稳、空间位置定向障碍、身体主动运动时出现不安。偏头痛症状包括单侧搏动性头痛、畏光、畏声、视觉先兆等。眩晕发作和偏头痛的关系不固定，眩晕可发生在偏头痛之前、之中或之后，约30%的患者眩晕发作与头痛或先兆表现不同时出现。前庭性偏头痛区别于其他前庭性疾病的临床特点可能不是偏头痛，而是畏光、畏声、头动敏感。

二、前庭性偏头痛的诊断标准

1. 肯定前庭性偏头痛诊断标准

（1）出现 5 次前庭症状并持续 5 分钟至 72 小时。

（2）有或无先兆偏头痛病史。

（3）至少有 50%的前庭症状和 1 个或多个偏头痛特点。头痛为一侧、搏动性、中重度发作。畏光、畏声，有视觉先兆。

（4）不符合其他前庭疾病和偏头痛标准。

2. 可能前庭性偏头痛诊断标准

（1）出现 5 次前庭症状并持续 5 分钟至 72 小时。

（2）符合前庭性偏头痛诊断标准中的（2）和（3）。

（3）不符合其他前庭疾病和偏头痛标准。

三、与偏头痛有关的其他神经耳科学疾病

前庭性偏头痛的鉴别诊断应该考虑其他原因的发作性眩晕，如良性

和中枢性阵发性位置性眩晕、梅尼埃病、短暂性缺血发作、第Ⅷ对脑神经压迫综合征、内耳疾病和癫痫性眩晕等。

1. 良性阵发性位置性眩晕（BPPV）　是一种特征鲜明的疾病，由于近一半的前庭性偏头痛有位置性眩晕，两者容易混淆。偏头痛患者BPPV 的发病率较高，可能是缺血致椭圆囊病损。BPPV 的诊断可以根据Dix-Hallpike 试验的阳性反应做出。如果引出的位置性眼震不典型，须考虑其他类型的 BPPV 或中枢性位置性眼震。

2. 运动病　偏头痛患者比其他患者更易受到运动病的影响。偏头痛患者视动后眼震，偏头痛患者恶心和诱发的疼痛刺激持续时间长于对照组。三叉神经敏化在发作间期可以长期存在，如遇到微小的刺激可再次发作，系对运动病的敏感性增高。运动刺激停止后眩晕可以减轻，提示运动病，如果眩晕持续存在可能是运动诱发了前庭性偏头痛。

3. 基底动脉型偏头痛　基底动脉型偏头痛通常见于年轻女性，常有偏头痛家族史，首先出现类似典型偏头痛先兆的视觉现象，所不同的是累及双侧视野。患者可伴有眩晕、肢体不协调、构音障碍和双侧手脚麻刺感，有时口周也可出现麻刺感。在 2004 年 IHS 的标准中，基底动脉型偏头痛的定义是先兆症状明显来源于脑干，或者双侧大脑半球同时受累，而无运动无力。由于眩晕是基底动脉型偏头痛最常见的症状，如果出现耳鸣和波动性听力下降，与梅尼埃病的鉴别较困难。

4. 梅尼埃病　梅尼埃病患者一生中偏头痛的发病率为 56%，而同年龄、性别的对照组发病率仅为 25%。目前有两种解释：①梅尼埃病患者中有的可能同时患有前庭性偏头痛；②梅尼埃病和偏头痛之间有某种病理生理联系。但是，作为梅尼埃病的标志之一，缓慢进行性听力下降在前庭性偏头痛中见不到，只是偶有轻度、非进行性的听力下降。前庭功能检查有可能鉴别梅尼埃病和前庭性偏头痛。

5. 伴有偏头痛和前庭症状的遗传性疾病　偏头痛和眩晕可以是某种特异性遗传性疾病的临床表现。家族性发作性共济失调 2 型定位于染色体 19p13，与钙通道异常有关，约 50% 的患者有偏头痛。家族性偏瘫型偏头痛（familial hemiplegic migraine，FHM）是一种遗传性偏头痛综合征，该病有遗传性眼震、共济失调和特发性震颤（essential tremor）。约一半的 FHM 与染色体 19p13 有关。偏头痛患者非前庭性主诉非常常见，这些主诉包括头晕、困倦、不稳感等。这些症状可见于直立性低血压、抑郁或急性焦虑症，也可见于服用抗偏头痛药物后的副作用。

四、鉴 别 诊 断

偏头痛发作可由前庭刺激诱发，因此鉴别诊断应该包括由于重叠了偏头痛发作而复杂化了的其他前庭疾病。

1. 梅尼埃病　在临床上，这两种疾病的诊断主要依赖于病史。梅尼埃病和前庭性偏头痛之间需要鉴别的原因如下：①两种疾病的症状可有重叠。②患者可同时符合这两种疾病的诊断标准。③临床表现提示梅尼埃病，但未达到梅尼埃病的诊断标准；或者梅尼埃病患者有前庭性偏头痛相关症状，但未达到前庭性偏头痛的诊断标准。这些是前庭性偏头痛和梅尼埃病诊断的主要挑战。梅尼埃病患者有前庭性偏头痛的比例是普通人的 2 倍，偏头痛患者也更容易患梅尼埃病。内耳 MRI 研究显示，有听觉症状的前庭性偏头痛患者中膜迷路积水占 21%，这可以解释为同时合并前庭性偏头痛和梅尼埃病，也可以解释为膜迷路积水是前庭性偏头痛引发内耳损伤的结果。对于一时鉴别确有困难的患者，随访可能是最好的选择。

2. BPPV　经常和前庭性偏头痛有关，症状有相似性，两者需要鉴别。前庭性偏头痛有时只有单纯眩晕发作，类似 BPPV，鉴别诊断时可在急性期直接观察其眼震持续时间、发作频率及眼震类型。前庭性偏头痛患者位置性眼震的特点为持续性，不显示单一半规管特点，而 BPPV 眼震具有时间短、潜伏期、疲劳性、角度性变位等特性。BPPV 诊断的金标准是变位试验阳性。

3. 前庭阵发症　前庭性偏头痛也需与前庭阵发症相鉴别，后者表现为发作性眩晕，持续时间为 1 分钟至数分钟，每天多次，卡马西平或奥卡西平治疗有效。诊断标准仍存在一定的争议。发病机制可能与脑桥小脑区血管和前庭蜗神经的交互压迫有关。

4. 脑干先兆偏头痛（曾称基底型偏头痛）　仅 22%～38.5%的前庭性偏头痛患者的眩晕持续时间为 5～60 分钟。1/3 的前庭性偏头痛患者在每次眩晕发作时伴有头痛，但头痛与眩晕发作的先后顺序不固定。超过

60%的脑干先兆偏头痛患者有眩晕症状，但是脑干先兆偏头痛需首先满足先兆性偏头痛的诊断，再同时合并至少两个脑干症状。脑干先兆偏头痛的患病率低，诊断应该更为谨慎。

5. 后循环缺血 发病年龄多在 60 岁以上，男女无性别差异。60 岁以上伴有多种血管危险因素的眩晕患者应警惕小脑或脑干卒中。大多数脑干和小脑病变常伴随有中枢神经系统症状与体征，如单侧肢体无力或麻木、复视、构音障碍、饮水呛咳等。而部分小梗死灶仅表现为孤立性眩晕，可进行床旁 HINTS（甩头–凝视眼震–眼偏斜）检查联合影像学检查（MRI 平扫+弥散加权成像）明确病因。对老年眩晕患者，长期的偏头痛病史有助于两者鉴别，前庭性偏头痛患者核心症状发作时间不超过72 小时，一旦超过 72 小时，应警惕后循环卒中，必要时可进行相关的影像学检查，排除责任血管的病变。

五、前庭性偏头痛的治疗

1. 非药物治疗 改善生活方式，适当锻炼，放松心情，保持良好的睡眠习惯，避免劳累及摄入红酒、谷氨酸钠、巧克力、奶酪等可有效预防前庭性偏头痛的复发；前庭康复训练有助于改善合并焦虑、抑郁的前庭性偏头痛患者的自我感知能力和客观平衡功能。一些患者，大气压变化或者过量运动（特别是儿童）常引发前庭性偏头痛。很多女性前庭性偏头痛症状随体内激素变化，月经期头痛更严重。某些酒精饮品如红酒、啤酒或香槟，咖啡、腊肉、味精、甜味剂、浓奶酪、酸奶或腌制食物，外周感觉刺激物如雪茄的烟雾，某种浴油、香水，亮光、重复的斜纹或几何图形等视觉刺激可引发前庭性偏头痛。

2. 急性发作期治疗

（1）5-HT 受体激动剂曲坦类：曲坦类可能通过影响前庭投射系统的5-HT 而改善偏头痛患者的晕动病；曲坦类为中到重度头痛最主要的对症治疗药物，给药途径有口服、经鼻、肌内注射和栓剂纳肛。曲坦类可引起血管收缩，对伴有缺血性心脏病、高血压、心脑血管疾病的患者及孕妇会产生不良影响。

（2）非甾体抗炎药（NSAID）和激素用于前庭性偏头痛治疗。

（3）对症治疗可选用前庭抑制剂，如异丙嗪、茶苯海明等，利用其镇静、催眠、止吐和抗眩晕作用。

前庭性偏头痛发作期，苯二氮䓬有效（如每 4 ～ 6 小时服用地西泮 2mg）；使用止吐剂，如甲氧氯普胺，可以增加胃蠕动，促进其他药物的吸收，从而减轻症状；异丙嗪，具有抗晕和止吐的双重作用（口服或纳肛 25mg 或 50mg）。镇静作用较弱的药物如茶苯海明（乘晕宁、晕海宁）和美克洛嗪可用于治疗较轻微的眩晕发作。

3. 预防性药物治疗　对于每月发作 3 次或更多次前庭性偏头痛的患者、发作时影响正常生活的患者、对症治疗无效的患者，推荐行前庭性偏头痛预防性治疗。通常用于预防发作的药物有 β 受体阻滞剂、钙通道阻滞药、抗抑郁药、抗焦虑药及其他药物。①钙通道阻滞药：是临床治疗偏头痛的常用药物，可抑制钙离子进入血管平滑肌，有效缓解血管痉挛，通过调节耳蜗内血流量，改善前庭器官微循环，减少眩晕发作，长期服用需注意防治锥体外系综合征；维拉帕米和尼莫地平类钙通道阻滞药的药效微弱或无效。②β 受体阻滞剂：普萘洛尔是其中最有效的一种，每天 80～120mg。如心率缓慢，需要监测平静时脉搏，有时可出现疲劳和体力下降。哮喘患者禁用。治疗开始的 2～3 周疗效可能不明显。普萘洛尔常能显著地缩短这些患者眩晕发作的时间，并大大改善对运动的异常感觉。③碳酸酐酶抑制剂：乙酰唑胺能够显著降低眩晕和偏头痛发作，可预防眩晕发作，作用机制可能与神经细胞的离子通道相关；乙酰唑胺除有利尿作用外，还有轻微的酸化血液和组织（包括脑组织）的作用。它对家族性发作性共济失调 2 型及家族性半身麻痹性偏头痛患者具有显著效果，这两种疾病均存在钙通道基因的突变。乙酰唑胺 250mg，每天 2 次，可显著改善前庭性偏头痛和运动敏感的症状。1/5 的患者出现间断性的肢端或者面部感觉异常，最长持续 30 分钟。数月后，异常感觉持续时间缩短，频率亦降低。长期治疗会增加患肾结石的风险，同时服用橘子汁可降低发生率。乙酰唑胺不能用于对磺胺类药物过敏的患者。④三环类抗抑郁药：可用于伴发抑郁症和焦虑症的前庭性偏头痛患者。开始时给予小剂量，逐渐缓慢加量，每 3 个月评估一次疗效，症状发生率降到 50% 以下视为有效。治疗过程中需注意防治不良反应。抗抑郁药阿米替林是一种能有效预防偏头痛的药物，甚至对儿童也有效。此药的初始剂量必须低于有效剂量（考虑到副作用），并在随后数周逐渐加量，直至最有效剂量。

目前，有关药物治疗的研究仍在不断完善。前庭性偏头痛的常用治疗药物见表 7-1。

表 7-1 前庭性偏头痛的常用药物

药物	每日用量（mg）	常见副作用
氟桂利嗪	5～10	镇静、增重、抑郁
普萘洛尔	40～240	乏力、低血压、阳痿、抑郁、支气管收缩
美托洛尔	50～200	乏力、低血压、阳痿、抑郁、支气管收缩
阿米替林	50～100	镇静、直立性低血压、口干、增重、便秘、尿潴留、传导阻滞
托吡酯	50～100	感觉异常、嗜睡、体重减轻、认知功能障碍
丙戊酸	600～900	增重、抑郁、胎儿畸形

4. 前庭康复 前庭康复治疗对前庭性偏头痛有益，尤其病情严重者。主要针对患者的运动病和运动敏感等（参见"前庭康复"章）。

（吴子明 李 文）

第八章

梅尼埃病

一、梅尼埃病的历史

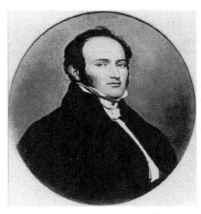

图 8-1　梅尼埃医生画像

众所周知，梅尼埃病是由法国医生梅尼埃（图 8-1）首先描述的：一年轻女士在数小时内出现耳聋，之前在很冷的夜里乘坐敞篷车。耳聋发生时并无其他耳部异常。之后不久，该女士病逝，梅尼埃在行颞骨解剖时发现迷路内有淡红色的激化的淋巴液。后来，梅尼埃又发现一相似病例。实际上，梅尼埃的真正贡献是将这一疾病定位在内耳，此前，一般认为是卒中样大脑充血。梅尼埃病的主要病理特征——膜迷路积水已经被发现 50 余年了，但其病因还无定论。

二、梅尼埃病的临床表现

1. 典型梅尼埃病的临床表现

（1）发作性眩晕、波动性听力下降、耳鸣是典型梅尼埃病的三种主要症状。

（2）发作前常有耳胀满感、耳鸣增强、听力下降。

（3）眩晕持续时间不短于 20 分钟，不超过 24 小时，多见持续数小时。眩晕可为旋转感、视物水平移动感或不稳感。

（4）听力下降呈波动性，发作时听力减退，早期可以完全恢复，但反复发作后听力逐渐下降。

（5）听力下降开始为低频，逐渐累及高频，从而呈平坦型曲线；少数患者的听力为高频下降型或槽形下降。

（6）耳鸣持续存在，但眩晕前耳鸣一般加重，早期以低频耳鸣为主，后期可以高频耳鸣为主。

2. 不典型梅尼埃病的临床表现

（1）仅有耳鸣、听力下降。首次发作与突发性聋相似，但多表现为低频感音神经性聋。但可反复发作，可以发展为典型的梅尼埃病。

（2）仅表现为突发眩晕或倾倒，可以逐渐发展为典型的梅尼埃病。

（3）Tumarkin 耳石危象：这是一种患者在意识清醒的情况下出现的突发倾倒，由于发作突然，患者会出现头面部损伤。患者突感腿部无力跌倒，猝不及防，可以自行站起，且无眩晕。可见于梅尼埃病的早期或晚期，年轻、年长者均可见。

（4）Lermoyez 综合征：是梅尼埃病的一种少见的特殊类型，先有耳聋、耳鸣，然后出现眩晕，听力在眩晕发作后好转。

（5）Tullio 现象：梅尼埃病患者偶尔可因强声刺激出现眩晕或倾倒。一般出现在梅尼埃病的中晚期。

梅尼埃病的首发症状以耳鸣最常见，其次是听力下降。眩晕是第三位的临床表现，倾倒的出现率最低。由于很多梅尼埃病患者首发症状并无眩晕，可仅为耳鸣和（或）耳聋，或者为平衡障碍或倾倒。据统计，首发症状累及耳蜗者占 55.9%；耳蜗前庭同时受累者占 20.7%；首发症状为眩晕者占 19.3%；首发症状为倾倒或平衡障碍者占 4.1%。梅尼埃病在疾病的早期易被误诊。

3. 梅尼埃病的自然病程　在最初的 5～10 年，许多患者病程相对呈良性，发作频率降低。最初，患者在发作间期没有症状；但随着时间的推移，出现听力损伤（不限于低频损失）、耳鸣和姿势性眩晕。双侧梅尼埃病满 2 年的发病率约为 15%，10 年发病率约为 35%，20 年发病率可达 47%。

三、梅尼埃病的实验室检查

1. 纯音测听 是梅尼埃病患者的必须检查项目。

2. 耳蜗电图 是选择性检查项目,不能作为诊断依据,可以作为判断无症状耳有无积水的参考(图8-2)。

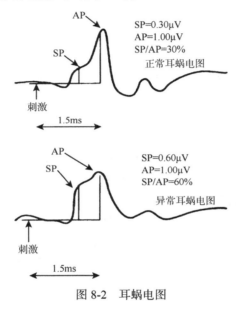

SP=0.30μV
AP=1.00μV
SP/AP=30%

正常耳蜗电图

SP=0.60μV
AP=1.00μV
SP/AP=60%

异常耳蜗电图

图8-2 耳蜗电图

3. 耳声发射 是选择性检查项目,不能作为诊断依据,如果联合甘油试验可以作为判断早期梅尼埃病的参考。

4. 甘油试验 是选择性检查项目,对于不典型病例可以联合纯音测听、耳声发射、前庭诱发的肌源性电位,根据甘油前后的变化情况得出诊断,阳性结果有意义,但是阴性结果不能做出排除诊断。甘油用量=体重(kg)×1.2,稀释1倍后顿服。在服用甘油前及服用甘油后1小时、2小时、3小时分别测试纯音听阈(图8-3)。

5. 眼震电图(ENG) 是选择性检查项目,该项检查的主要目的是进行疾病的定侧,早期检查结果可以正常,不能作为诊断的依据。

6. 摇头眼震(HSN) 是选择性检查项目,可以在眼震电图正常时出现异常,作为眼震电图的补充。

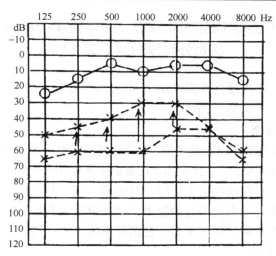

图 8-3　甘油试验

左耳甘油试验阳性，左耳甘油试验 1 小时、3 小时听阈变化超过 15dB

7. 前庭诱发的肌源性电位　是选择性检查项目，可以了解梅尼埃病患者球囊功能情况。对于诊断不典型梅尼埃病、迟发性膜迷路积水、Tullio 现象，该检查作用独到。

8. 实验室检查　对于怀疑有免疫内耳病者，可以检查 C 反应蛋白、血清免疫球蛋白、补体、抗核抗体等。

9. 梅尼埃病的内淋巴显像　是选择性检查项目。经鼓膜穿刺鼓室内或静脉注射对比剂钆，内耳三维快速液体衰减反转恢复磁共振（3D-FLAIR MRI）显影外淋巴，以判断内淋巴是否积水。钆螯合物通过蜗窗或前庭窗吸收到外淋巴中，磁共振成像显示外淋巴腔中的钆为白色，内淋巴腔为黑色。

目前，该方法发现内淋巴积水与早期的颞骨病理研究结果相似。在内淋巴积水机制有所突破之前，这一方法尚不能在梅尼埃病的诊断、治疗、疗效判定方面发挥更大的作用，目前其也不宜作为临床常规检查项目，但可作为临床研究中供选择的方法。

梅尼埃病的诊断临床表现最重要，多数检查项目的意义可能为判断疾病的范围、观察疾病对治疗的反应与疗效所需，而非诊断所必需。

四、梅尼埃病的诊断标准（中华医学会耳鼻咽喉-头颈外科学分会，2017）

我国的诊断标准是根据 Bárány 学会的国际标准制定的（Bárány 学会前庭疾病分类委员会，2015）。

1. 确定诊断

（1）2 次或 2 次以上眩晕发作，每次持续 20 分钟至 12 小时。

（2）病程中至少有 1 次听力学检查证实患耳有感音神经性听力下降。

（3）患耳有波动性听力下降、耳鸣和（或）耳闷胀感。

（4）排除其他疾病引起的眩晕，如前庭性偏头痛、突发性聋、良性阵发性位置性眩晕、迷路炎等，还需要排除继发性膜迷路积水。

2. 疑似诊断

（1）2 次或 2 次以上眩晕发作，每次持续 20 分钟至 24 小时。

（2）患耳有波动性听力下降、耳鸣和（或）耳闷胀感。

（3）排除其他疾病引起的眩晕，如前庭性偏头痛、突发性聋、良性阵发性位置性眩晕、迷路炎等，还需要排除继发性膜迷路积水。

五、梅尼埃病的内科治疗

1. 生活指导

（1）保持心情愉快。

（2）避免熬夜，休息好。

（3）低盐饮食。

2. 发作期治疗　主要为解除眩晕症状和抗呕吐治疗，可以选用如下药物：

（1）异丙嗪（非那根），25～50mg 肌内注射。

（2）地西泮，患者如有焦虑症状可以选用。

（3）东莨菪碱，每次 10～20mg，肌内注射。青光眼患者禁用。

（4）无明显呕吐，仅有眩晕，可以选地芬尼多，25mg，口服。

（5）5%碳酸氢钠溶液 200ml 静脉滴注（或 2ml/kg），主要用于呕吐较剧致代谢性酸中毒的患者。

3. 间歇期的维持治疗

（1）对于怀疑为免疫因素导致的双侧梅尼埃病，可以服用泼尼松，在 30 天内逐渐减量。一般为泼尼松 1mg/（kg·d）。具体方案如下：1～3 天，60mg；4～6 天，50mg；7～9 天，40mg；10～12 天，30mg；13～16 天，20mg；17～20 天，10mg；21～30 天，5mg。

（2）如果非免疫因素致病，治疗方案如下：

1）利尿剂：氢氯噻嗪 50mg/d，或者氨苯蝶啶 50mg ＋ 氢氯噻嗪 25mg。

注意：可能导致低血钾、血容量下降、血小板减少和中性粒细胞减少。对于肾脏病、糖尿病患者应注意观察。

2）乙酰唑胺，250mg，2 次/天。利尿作用弱于氢氯噻嗪。

3）高选择性钙通道阻滞药：常选用盐酸氟桂利嗪、尼莫地平等。

4）甲磺酸倍他司汀，12mg，3 次/天。甲磺酸倍他司汀治疗梅尼埃病的机制：①改善内耳微循环，减轻膜迷路积水；②改善内耳对应激作用的反应；③ 促进前庭损伤后的前庭功能代偿。

4. 鼓室注射激素与庆大霉素（表 8-1）　方法分为三步：①局部麻醉鼓膜前部与后部；②前上部留通气孔；③鼓膜后部中点穿刺进针。

表 8-1　庆大霉素、激素鼓室给药的用量

庆大霉素	1ml 8 万 U，40mg，pH 为 5	加入 0.5ml 5% NaHCO₃	pH 为 6.8 26.7mg/ml	注入 0.3～0.5ml （9～15mg）
地塞米松	1ml 5mg，pH 为 7.0～8.5			注入 1ml 5mg，pH 为 7.0～8.5

该方法目前可作为梅尼埃病的二线治疗。

5. 中医中药治疗

6. 梅尼埃病的外科治疗　参见"眩晕疾病的外科治疗"一章。

附 8-1　双侧梅尼埃病

梅尼埃病是眩晕门诊的常见病。大量临床资料显示，双侧梅尼埃病（bilateral Meniere's disease，BMD）的发病率在梅尼埃病患者中占有一定比例。大多数患者对侧耳在 3 年或更长的时间后出现症状。有学者认为双侧梅尼埃病可能与免疫机制相关，但是遗传、病毒感染、噪声和过敏因素也可能是致病因素。由于双侧梅尼埃病治疗与单侧梅尼埃病有很多不同，同时人们对双侧梅尼埃病的认识不足，因此有必要加强对双侧梅尼埃病的临床研究。

1. 双侧梅尼埃病的发病率　Rosenberg（1991）曾经总结 10 位作者有关于双侧梅尼埃病的报道，双侧累及率为 2.3%～40.7%，对侧耳起病时间为 4.5～20 年。实际上，随着诊断水平的提高，预计双侧内耳积水的检出率更高。最近有健侧无症状内耳积水的报道。当然，这种积水的发病率是动态变化的。Havia（2004）统计梅尼埃病不同时间点对侧受累的情况时发现，10 年时双侧受累达 12%；而在 20 年时，双侧受累已达 43%。由此可见，双侧梅尼埃病可能是梅尼埃病患者中较为普遍的现象，只是时间和临床关注度的问题。因此，临床上有必要提高对双侧梅尼埃病的认识，提高检出率。

2. 双侧梅尼埃病的临床诊断　双侧梅尼埃病的争议主要在于原发耳与继发耳不同的评价标准。有学者研究了 49 例双侧梅尼埃病，诊断根据病史、纯音测听、甘油试验、听性脑干反应（ABR）和前庭功能检查。其中 MRI 检查主要用于鉴别诊断。目前，根据文献可以提出以下诊断标准：①双侧听力先后波动性下降、发作性眩晕、耳鸣及耳胀满感；②纯音测听双侧听力下降（眼震电图和耳蜗电图用于支持临床诊断）；③前庭诱发的肌源性电位检查、双侧耳蜗电图检查、行波速度检查可用于发现无症状耳的积水情况。行波速度检查是比较 1.4kHz 和 5.7kHz 高通滤波噪声的情况下波 V 潜伏期的变化，潜伏期差值大于 0.4 毫秒为异常，提示膜迷路积水。目前，患者前庭-耳蜗病变的病史在梅尼埃病的临床诊断中仍占核心地位，因此必须重视病史的采集。关于前庭诱发的肌源性电位在膜迷路积水诊断中的意义，由于该电位与听力无关，因此在听性脑干反应不能正常引出时，就凸显该电位的重要性，前庭诱发的肌源性电位有助于梅尼埃病的诊断。大多数受累耳内淋巴囊和内淋巴管 MRI 显示不佳，因此在梅尼埃病的诊断程序中，应包括 MRI。甘油试验仅对部分病例有意义，但将甘油试验与前庭诱发的肌源性电位联合应用，对梅尼埃病的诊断有一定的帮助，且应注意双耳评价。

3. 双侧梅尼埃病可能的致病因素

（1）内分泌与双侧梅尼埃病：据报道，胰岛和甲状腺功能都与梅尼埃病有关。双侧梅尼埃病患者听力波动与血糖波动有关。梅尼埃病在活动期与甲状腺功能低下有关，临床有必要进行甲状腺功能的筛查试验，尤其是超过 60 岁的老年梅尼埃病患者。甲状腺功能低下引起梅尼埃病存在几种可能的解释：①组织学层面的甲状腺功能低下可引发梅尼埃病的临床症状，但也有反对意见；②可能是自身免疫性甲状腺疾病直接引起梅尼埃病，但临床上这方面的报道很少；③可能存在一种不直接的关联，即患者存在某种自身免疫紊乱的易感因素，分别导致自身免疫性甲状腺疾病和梅尼埃病。

（2）偏头痛与双侧梅尼埃病：双侧梅尼埃病也可能与偏头痛有关。梅尼埃病与偏头痛发作常同时存在，说明两者在病理生理机制方面有某种联系。目前认为可能有遗传学机制、血管机制、神经递质的异常释放和离子通道疾病等。由于偏头痛患者梅尼埃病发病率较高，可能提示两者有相同的病理生理机制，可能为梅尼埃病的治疗开辟一条新的途径。

（3）变应反应与双侧梅尼埃病：抗核抗体、抗双链 DNA 抗体、类风湿因子、补体、抗干燥综合征抗体 A 和 B、红细胞沉降率、抗磷脂抗体、热休克蛋白 70 等在单侧梅尼埃病只有 27%出现阳性结果，而双侧梅尼埃病患者抗核抗体阳性率最高为 38%。因此，单侧梅尼埃病患者的免疫因素或感染因素是主要原因，而双侧梅尼埃病患者较单侧梅尼埃病患者发生系统性免疫疾病的可能性更大。

4. 双侧梅尼埃病的临床治疗 除常规治疗如低盐饮食，使用利尿剂、前庭功能抑制剂和前庭康复治疗外，尚包括以下治疗。

（1）抗抑郁及抗偏头痛药物治疗：Torok 认为，特发性梅尼埃病可能是中枢性的，主要的病理生理变化是中枢神经系统血管变化，引发偏头痛发作，后来又通过自主神经系统影响内耳的微循环，并由此打破内耳液体平衡，激发膜迷路积水和外周病变的症状。这方面的药物主要包括三环类抗抑郁药和高选择性 5-羟色胺再摄取抑制剂。

（2）激素或免疫抑制剂治疗：大剂量的皮质类固醇通常为 40～80mg/d，可用于自身免疫性内耳病变的初期。作用难持久，副作用也很明显。后又试用细胞毒性药物环磷酰胺，虽然能够取得一些效果，但毒副作用也非常明显，增加感染、恶性肿瘤发生和死亡的风险。而小剂量化疗药物甲氨蝶呤却显示了明显的优越性。甲氨蝶呤传统上是用来治疗风湿性关节炎等自身免疫性疾病，在疗效和毒性方面显示有临床应用价值。甲氨蝶呤用法：每周 1 次，开始 7.5mg/周，在随后的 4～8 周增加到 17.5mg/周，每天补充叶酸 1mg。为了监测药物毒性，4～8 周复查一次血常规和肝酶。实践证明该药安全、有效，能够很好地控制眩晕、稳定听力，副作用小，患者依从性好，对于需要长期服药而类固醇激素或环磷酰胺禁忌的患者应选用甲氨蝶呤。

全身使用类固醇激素仍然是免疫性内耳病的主要治疗手段。生物制剂和鼓室内类固醇注射耐受性相对较好，可作为辅助疗法。类固醇激素、生物制剂的疗效都需要进一步研究。

（3）化学性前庭破坏：一次注射或间断注射可用于治疗双侧梅尼埃病。采用小剂量链霉素肌内注射治疗双侧梅尼埃病时，能够控制眩晕，并稳定听力。小剂量链霉素部分破坏前庭功能可减轻共济失调的程度，因此小剂量链霉素可治疗双侧梅尼埃病和唯一的听力耳累患梅尼埃病。用法：1g，2 次/天，5 天/周×2 周，共计 20g。如果无效，继续原方案，可比首次增加 5g，达 25g。对于该项治疗后的双侧前庭功能低下引起的平衡障碍和振动幻视，前庭康复是目前较理想的治疗方法。但由于链霉素的诸多弱点，目前化学性迷路切除一般采用庆大霉素。Lange 认为可首先对有双侧梅尼埃病症状的患者行化学性迷路切除，方法与单侧梅尼埃病的化学性迷路切除一致。对于无症状耳，视病情发展而定。对于化学性迷路切除，比较了 5 种庆大霉素给药方式：①每天 3 次给药，不少于 4 天。②每周 1 次给药，共计 4 次。③低剂量给药，给药 1～2 次，只在眩晕复发后再次给药。该方法常需连续数天或数周给药，主要目的是减少耳蜗毒性。④微导管连续给药，应用一种连续灌注系统。⑤滴定给药技术，2 次/天或每周给药直到出现眼震、眩晕改变或听力下降。通过比较发现，滴定法给药时眩晕控制得最理想，可能是将来首选的给药方式，低剂量给药法疗效最差，每周 1 次给药听力损害最小，每天多次给药听力损害最显著。庆大霉素化学性迷路切除治疗梅尼埃病是有效的，但对于听力的安全性目前还不能得出肯定的结论。可以肯定的是，短期大剂量疗法并不比小剂量或大剂量较长时间应用更有效。因此，应避免短期大剂量疗法。目前资料尚不能完全肯定眩晕控制和听力保护的远期疗效（超过 2 年的疗效）。因此，小剂量滴定法给药可能是目前理想的给药方式。患者在接受化学性迷路切除治疗前，应首先采用正规方法治疗梅尼埃病，疗效不佳后方可采用，并应告知患者所有可供选择的治疗方法及可能的结果。

　　存在的问题与思考：①鼓室内注入庆大霉素的剂量没有统一的标准。注射药物总量为 13～600mg，对眩晕的控制率未见明显差异。听力安全性的研究还不确定，但大剂量（27mg/ml，每天 3 次，持续 4 天）鼓室内注入庆大霉素可以有效且长时间地控制难治性梅尼埃病的眩晕。单次鼓室注入庆大霉素的剂量对内耳听力的危害很小，反复或持续多次鼓室注入庆大霉素后有大剂量的药物储存在耳蜗内，就会对听力造成很大的损害。损伤个体差异较大，建议使用滴定法来计算药物的剂量。②即使庆大霉素对内耳前庭、耳蜗的损害在时间上有先后、程度不等，无论通过何种方式，只要是利用庆大霉素的耳毒性作用进行治疗，对听力的损害是潜在的危险。加入类固醇激素治疗后听力可得到明显恢复。应用类固醇药物不会对内耳灌注庆大霉素的前庭反应下降效果产生不良反应。而且在内耳灌注庆大霉素治疗梅尼埃病的同时，口服类固醇药物对预防听力损害也很有意义。③梅尼埃病导致的听力损害具有波动性的特点，使听觉功能检查在判定疗效方面具有一定的局限性。在评价鼓室内注入庆大霉素治疗梅尼埃病的有效性方面，前庭诱发的肌源性电位的可靠性与冷热试验相仿。④无论全身应用还是局部应用，庆大霉素是耳毒性药物，须重视其副作用。

　　（4）传统的外科手术治疗：由于单侧梅尼埃病可能在若干年后累及对侧耳，建议对梅尼埃病行保守的手术治疗，有作者采用内淋巴引流和类固醇滴注治疗，该方法适用于双侧梅尼埃病。尽管梅尼埃病有波动的特点，双侧梅尼埃病患者仍可能从人工耳蜗植入中受益。双侧梅尼埃病引起双侧重度聋时可以考虑人工耳蜗植入。

手术治疗有以下目的：通过手术可以破坏外周传入，消除眩晕；影响内淋巴液的代谢过程，促进吸收和减少生成；在内淋巴囊手术时局部给予类固醇皮质激素可以达到一定的治疗目的；稳定听力，但到目前为止还没有一种治疗手段，如保守或手术能够达到这一目的。

早期发现梅尼埃病无症状耳的发病情况对于梅尼埃病患者的治疗和随访意义重大，梅尼埃病应注意行双耳评价。通过监测疾病过程，可以发现早期病变，以便及早干预，保护内耳，减少内耳积水发作的并发症，干预其自然病程。对于（可能的）双侧梅尼埃病在行内淋巴囊手术时尽可能采用保守的方法。因此，早期的双侧梅尼埃病患者可先行脉冲压力治疗，无效后行氨基糖苷类抗生素鼓室注射，而前庭神经切断宜在氨基糖苷类抗生素不能消除眩晕时采用。

附 8-2　2020 年美国耳鼻咽喉头颈外科学会梅尼埃病临床实践指南要点

对于梅尼埃病临床诊疗的关键问题，该指南以强烈推荐、推荐、选择应用、反对 4 个级别给出建议。

1. 强烈推荐　纯音测听。

2. 推荐

（1）随访、跟踪患者眩晕、耳鸣和听力损害的缓解、改善或恶化，以及治疗后生活质量的变化。

（2）确定患者是否同时符合前庭性偏头痛的诊断。

（3）梅尼埃病发作期可以短时间服用前庭抑制药物控制眩晕。

（4）减轻症状与预防治疗：饮食与生活方式的调整可能减轻症状，预防眩晕发作。

（5）对无创性方法无效的活动期患者可采用鼓室注射庆大霉素。

（6）活动期梅尼埃病，没有实用的听力、保留听力的治疗无效可以选择迷路切除术。

（7）梅尼埃病的慢性失衡可以采用前庭康复的方法。

（8）梅尼埃病的耳聋患者可以戴助听器等辅助听力。

（9）告知患者梅尼埃病的自然病史、症状控制的方法、治疗选择和预后。

3. 选择应用

（1）利尿剂、倍他司汀类药物可用于减轻症状和预防复发的维持性治疗。

（2）对无创性方法无效的活动期患者采用鼓室注射激素。

（3）内听道 MRI 用于可疑梅尼埃病以排除内听道和颅后窝肿瘤等。

4. 反对

（1）眩晕发作期进行前庭康复治疗。

（2）基于梅尼埃病诊断的常规前庭功能和电生理检查。

强烈推荐或反对：正面的作用明显超过负面作用（或者强烈反对，负面作用明显超过正面作用），并且支持证据的质量高（A 级或 B 级）。

推荐：正面作用多于负面作用（或者在负面推荐的情况下，负面作用多于正面作用），但是证据的质量没有那么高（B 级或 C 级）。

选择应用：选择应用意味着要么证据质量可疑（D 级），要么一种方法没有明显的优势（A 级、B 级或 C 级）。

A 级证据：具有一致性的、随机对照研究；B 级证据：具有一致性的回顾性研究，或者是基于 A 级证据得出的结论；C 级证据：病例序列研究，或者是基于 B 级证据得出的结论；D 级证据：没有关键性评价的专家意见，或者是基于基础医学研究得出的证据。

（吴子明　区永康）

第九章

功能性眩晕与精神性眩晕

眩晕、不稳感和头晕等前庭症状在功能性和精神性疾病中很常见。在眩晕专科门诊中，功能性眩晕与精神性眩晕超过多数器质性（结构性）前庭疾病。功能性眩晕与精神性眩晕并不相同，可以根据前庭症状识别功能性眩晕和精神性眩晕。因此，眩晕诊断不再是器质性-功能性的二分法，而应在器质性-功能性-精神性三个方面构建眩晕症的临床诊断。

第一节　功能性眩晕

持续姿势感知性眩晕（persistent postural-perceptual dizziness，PPPD）是慢性前庭疾病最常见的原因，也是目前功能性眩晕唯一的诊断名称。根据恐惧症性姿势性眩晕、慢性主观头晕等估计，它是第二常见的诊断（仅次于良性阵发性位置性眩晕）。其是中年患者最常见的头晕原因。约1/4 的急性或发作性前庭综合征会发生 PPPD。以往，急性前庭损伤后持续头晕的患者一般诊断为"慢性前庭病变"或"心因性头晕"。功能性眩晕 PPPD 区别于以往的躯体化形式障碍性眩晕或精神性眩晕。近年来提出的 PPPD 始于 WHO 的定义，包括恐惧性姿势性眩晕（phobic postural vertigo，PPV）、慢性主观性眩晕（chronic subjective dizziness，CSD）、空间运动不适（space-motion discomfort，SMD）和视觉性眩晕（visual vertigo，VV）。这些综合征的主要特征是 PPPD 诊断的基础。功能性眩晕和 PPV、CSD 有别于精神性眩晕的要点在于前庭和平衡功能的改变，以及相关脑区的功能改变。本节介绍 PPPD 的诊断与临床干预。

一、PPPD 的定义

持续的非旋转性头晕和（或）不稳感，持续超过 3 个月。症状大多数时间都存在，通常一整天逐渐加重，但可能会减弱，可能瞬间快速发生，也可能伴随运动突然出现。在直立、暴露于运动或复杂的视觉刺激及主动或被动头部运动时感觉最为明显，常见于急性或发作性前庭功能异常。开始症状可能为间歇性，然后转化为持续性。缓慢发病不常见（WHO，2015）。

二、PPPD 的发病机制

PPV、CSD、SMD 和 VV 的机制可以用来解释 PPPD。眩晕急性发作期高度焦虑和警觉，以及焦虑有关的人格特质为致病高危因素。姿势控制策略、平衡多种感觉整合的改变，以及空间定向力皮质整合能力下降可能是症状持续存在的原因。根据经典和操作性条件反射的原理，突发事件触发急性适应。大多数患者神经耳科学、精神病学和行为恢复在触发事件后发生。然而，如焦虑、内向气质等诱因，放大了患者急性反应和有限的再适应能力，从而使患者进入一个持续循环，在这个循环中，对运动刺激的高度反应和对姿势控制策略持续的高要求，将先前良性的情况转变为高度挑衅的情况。这些诱发因素同时使患者易出现行为共病。这是一个多系统整合的模型，神经耳科学、精神病学、行为因素是其病理生理学的关键组成部分，但它不是精神或心理疾病。

三、PPPD 的临床诊断

识别功能性眩晕的要点是患者的病史，目前的诊断是依据病史得出的。查体和实验室检查的目的是了解共患病，或与其他疾病症状存在交叉，或是其他症状类似的疾病。例如，梅尼埃病和广场恐惧症都可以出现发作性眩晕、耳鸣及因害怕眩晕发作而规避多种活动。临床病史可以勾勒出恐惧和规避行为的程度。如果患者出现慢性不稳感，在周围物体错综复杂的运动环境中更为明显，提示为 PPPD。但病史中如果频繁出现倾倒，则不是 PPPD 应有的表现，进一步的体检如发现下跳性眼震及躯干共济失调，则可能源于小脑疾病。

临床病史在 PPPD 鉴别诊断中有重要意义。病史、查体、神经耳科学检查可以确认前庭功能障碍是否源于前庭功能损伤。患者病史是发现功能性疾病和精神心理疾病的重要环节。临床上结构性疾病、功能性疾病和心因性疾病可以交织在一起。识别功能性眩晕与心因性眩晕主要是依据症状和相关行为改变，客观检测结果无法解释疾病的全貌。功能性眩晕可以和其他眩晕症共患。

PPPD 诊断标准（Bárány 学会前庭疾病分类委员会，2017）：

（1）超过 3 个月大多数时间出现头晕、不稳、非旋转性眩晕。

1）症状持续，但可加重或减轻。

2）1 天之内症状可以轻重不等，且并非完全没有间断。

（2）症状的出现无特定的激发因素，但下列三种情况可以加重：

1）直立位。

2）与体位或方位无关的主动或被动运动。

3）移动的视觉刺激或纷乱的视觉刺激。

（3）眩晕、不稳、头晕可以加重慢性头晕症状，这些疾病包括急性、发作性、慢性前庭疾病，其他神经科疾病及全身其他疾病和心理困扰。

1）急性或发作性疾病，症状按照（1）的标准可以缓解，且在开始可以表现为间断发作，以后转化为慢性过程。

2）如果诱因是慢性综合征，症状可以缓慢出现，而后逐渐加重。

（4）症状致患者非常痛苦或功能损害。

（5）症状没有更适当的疾病可以解释。

四、PPPD 的临床检查

（1）查体、听力检查、全面的前庭功能检查，了解迷路功能状态。

（2）心理测评。

（3）鉴别其他全身疾病必要的检查。

（4）功能性 MRI（fMRI）检查，了解前庭皮质的功能变化。

五、PPPD 的鉴别诊断

1. 急性前庭综合征后的慢性表现 如前庭神经炎或其他类型的外周或中枢单侧前庭病变未完全代偿，需要评价患者的症状能否用这些器质性疾病完全解释。

2. 发作性前庭综合征复发 PPPD 可继发于发作性眩晕，鉴别需要把握原发性疾病的临床特征，需要进行必要的临床评价后鉴别。

3. PPPD 慢性起因的持续表现 需要排除焦虑和抑郁障碍、脑震荡后综合征、自主神经功能紊乱和心脏病等 PPPD 起因的慢性疾病。

4. 其他慢性前庭综合征 排除双侧外周前庭病、小脑神经退行性疾病和登陆不适综合征等。

5. 药物副作用 处方药、非处方药和膳食补充剂可能会导致头晕、不稳感或眩晕。新给药或改变现有药物剂量也可能出现前庭症状，类似 PPPD。

6. 前庭症状其他类型的慢性表现形式 有些患者不符合 PPPD，也不符合其他明确定义的慢性前庭综合征的诊断标准。例如，持续的、不变的眩晕，不稳定眩晕，同时在多个方向上复杂的身体运动感，以及视野大部分的万花筒般的旋转运动。这些疾病的患者常无刺激或缓解因素。尚未对这些临床表现进行系统研究，但这些症状的连续性、恒定的强度和异常的复杂性与器质性眩晕、PPPD 和焦虑或抑郁障碍患者的偶发或波动性前庭样症状有明显区别。

7. 步态疾病、倾倒和近乎倾倒 PPPD 患者可能会表现出轻微的缓慢或谨慎的步态，这些变化与对平衡的信心下降有关。功能性眩晕不会出现倾倒或近乎倾倒。步态发生显著变化、反复跌倒或接近跌倒说明有器质性疾病引起的结构性或功能性步态障碍。PPPD 可能与这些疾病共存。

六、PPPD 的临床干预

（1）原发疾病的治疗。

（2）针对 PPPD 的药物治疗。舍曲林治疗慢性非特异性眩晕，25～200mg/d，共 16 周。5-羟色胺再摄取抑制剂（SSRI）、去甲肾上腺素再摄取抑制剂（SNRI，如文拉法辛）可以改善慢性头晕和不稳感。

（3）前庭康复治疗。前庭康复治疗有助于 PPPD 症状改善。康复主要针对平衡、视觉性眩晕等，已有"前庭康复 APP"可以选择应用针对 PPPD 的康复方法。

（4）认知行为治疗。认知行为治疗可以改善患者的躯体警觉性、感知和头晕引发的功能障碍，可预防眩晕的慢性化倾向。PPPD 发病早期短暂的认知行为疗法可以改善远期发病情况。PPPD 发生后应尽早介入心理治疗（参见"前庭康复"章）。

第二节 精神性眩晕

很多眩晕感觉与精神-心理疾病有关。患者经常描述为头晕感、飘浮感或不稳感，感觉自身在旋转，所有这些感觉的一个共同点是没有眼震或环境物体的旋转感。精神性眩晕可以持续存在，也可为发作性，一般都伴发焦虑。其他常见的躯体症状有紧张性头痛、心悸、胃部不适、背部疼痛和周身无力感。精神-心理异常可在一些场合下发作，如驾车时，在光滑反光的地板上行走时，以及在一些嘈杂的环境中症状加重。症状一般在应激后出现，可以持续数月至数年。这些症状通常在视觉纷乱的环境中（如繁忙的超市、商店等）加重。前庭功能检查结果不足以解释患者的临床症状。焦虑可能不是患者的主要问题。前庭疾病与焦虑之间可能是一种双向关系，一种是惊恐障碍和焦虑继发于神经耳科疾病或其他疾病，另一种是惊恐障碍和焦虑引起头晕。

一、精神性眩晕的病理生理

迄今为止，前庭-自主神经系统交互作用还未被广泛接受。首先，平衡控制的神经环路对于焦虑和其他情感有影响。该环路是前庭和内脏信息处理通路的汇聚处，而这些通路与规避反射、焦虑和条件性恐惧有关。首先，杏仁核对恐惧和焦虑的表达非常重要。中枢杏仁核是与条件性恐惧相关的自主和行为反应重要的解剖部位。其次，臂旁核网络与边缘下皮质密切相关，影响条件性情绪学习和自主内分泌反应。再次，臂旁核网络的运动输出可能产生躯体的、神经内分泌和情绪反应的内脏运动成分。臂旁核网络的运动输出通路足以解释恐惧和焦虑反应的范围,包括内分泌应激反应、心律和血压变化、瞳孔扩大、出汗、毛发直立、过度通气和躯体运动反应如规避。最后,臂旁核网络包含很多焦虑与惊恐的触发机制。前庭疾病的精神-心理异常的病理机制研究目前还主要处于理论模型阶段,所知不多。过度通气所并发的晕厥前头晕感主要是脑血管痉挛所致,但不能解释很多复杂的感觉异常,如自身运动幻觉、不稳感和惧怕倾倒。惊恐发作时伴随的神经递质和调质的变化,以及这些化学物质对投射区的影响引起的异常活动可以解释感觉错觉、自主神经症状和行为反应。

二、精神性眩晕的几种常见疾病

1. 急性焦虑 日常生活中,常见的可以引起焦虑的是那些可能对患者将来的社会和经济生活造成重大影响的事件,这种焦虑通常短暂、完全可以逆转。焦虑也与很多神经疾病和精神疾病有关,如痴呆或躁狂抑郁者可以出现无任何原因的严重焦虑。惊恐发作有别于焦虑,患者有持续的惊恐,但没有明显的外部诱因。例如,在不能很快离开的场合,高速行进的火车或飞机上,高速路上驾车等。惊恐发作逐渐在10~15分钟内症状逐渐加重,伴有头晕、气短、出汗、面红、颤抖、心悸、麻木感和周身无力。头晕可以表现为不稳感和晕厥前期的头晕感。患者可能在以后的生活中习得躲避这些引发症状的环境。

2. 恐惧性眩晕 广场恐惧是一种对公共场所的病态的恐惧和规避,它与焦虑和惊恐发作关系密切。通常广场恐惧症继发于惊恐发作。患者将自己限定在社会活动之外,只待在家中。眩晕是广场恐惧患者惊恐发作时的症状之一。而恐高、害怕蛇是泛化性焦虑,而非惊恐发作。恐惧性姿势性眩晕是一种对眩晕的恐惧感,伴有主观性姿势和步态不稳。惊恐发作时的眩晕,往往是持续数秒、数分钟、数小时乃至数天的自身的运动感觉。发作时患者有焦虑,还可能因恐惧而抓住身旁的物体。患者自身感觉不稳,但客观检查结果正常。

3. 慢性焦虑   与急性焦虑不同的是,慢性焦虑通常没有特异性的诱因。症状的性质与急性焦虑相似，但没有急性焦虑严重。患者的头晕感、不稳感可能持续数年。患者情绪紧张，经常有慢性抑郁。患者可以表现为慢性的紧张状态，手平伸出现颤动等。

三、精神性眩晕的临床诊断

精神性眩晕的诊断主要依赖急性或慢性发作的焦虑特征，前庭疾病可以引起焦虑。前庭疾病和精神因素之间可形成恶性循环。如果检查结果正常，患者明显有急性或慢性焦虑，根据病史可以得出诊断。如果前庭功能检查提示前庭损伤，并有恐高、感觉异常或过去曾有惊恐障碍，可诊断为前庭疾病并发精神性眩晕。

四、精神性眩晕的治疗

1. 心理治疗　详细告知患者疾病发生的原因，消除患者的顾虑。

2. 苯二氮䓬类药物　如地西泮和氯硝西泮，能够快速消除症状。

3. 抗抑郁药　5-羟色胺再摄取抑制剂（SSRI）和非 SSRI 的三环类抗抑郁药，抗抑郁药的剂量可从 1/6 到治疗惊恐性障碍的正常剂量。与氯硝西泮不同，抗抑郁药不能立即缓解症状。

（吴子明）

第十章

双侧前庭病

一、双侧前庭病的定义及病因

1. 定义　双侧前庭病是一类以双侧前庭功能低下为特征、以平衡功能障碍和振动幻视为主要临床表现的前庭病变。病变部位可为双侧前庭感受器，也可为双侧前庭神经，偶见中枢性双侧前庭病。

2. 病因

（1）耳毒性药物所致最为常见，庆大霉素毒性导致的占 15%。

（2）感染性疾病如前庭神经炎、脑膜炎。

（3）双侧梅尼埃病、结节病。

（4）肿瘤双耳术后（如位听神经纤维瘤病）。

（5）先天性疾病（如 Mondini 畸形）或遗传性疾病。

（6）自身免疫性内耳病。

（7）小脑退行性病变。

（8）特发性，有 1/5～1/3 的患者查不出原因。

二、双侧前庭病的临床表现

（1）耳毒性药物导致的双侧前庭病，在全身应用药物后逐渐出现平衡功能障碍，闭眼或其他没有视觉参照的情况下症状加重，并有振动幻视。患者通常诉夜间失衡严重。大多数患者有振动幻视。特发性前庭病振动幻视有两种表现，由头动引起或由外耳道压力改变引起。这是由于双侧前庭-眼反射消失，并导致动态视物模糊。

（2）开始有眩晕（可能是分别累及双侧前庭）。有时可见对侧交感前庭病，如右侧水痘-带状疱疹引起前庭功能完全丧失，后出现左侧前庭功能缺陷。

（3）无眩晕而为隐匿性进行性失衡。

（4）空间记忆能力下降。

（5）如果是免疫性内耳病导致的双侧前庭功能低下，可同时伴有自身免疫性疾病，如系统性红斑狼疮、类风湿关节炎、血管炎和溃疡性结肠炎等疾病。同时，一般伴有听力下降。免疫内耳病的其他临床特点如下：

1）多发于中年女性。

2）双侧不对称性或单侧快速进行性、波动性感音神经性聋。

3）可伴有耳鸣、眩晕、耳内闷胀感。

4）病程较长，可持续数周、数月或数年。

（6）家族性双侧前庭病，为常染色体显性遗传病，特点是数年内短暂的眩晕发作，可持续数分钟。发展为慢性失衡和振动幻视。患者有偏头痛史，所有患者和受累的双亲均有偏头痛。但偏头痛与眩晕的发作在时间上无一定的联系。

三、双侧前庭病的实验室检查

（1）冷热试验：双侧无反应或反应减弱。

（2）甩头试验（head-thrust test，HTT）：双侧异常。

（3）旋转试验：VOR 增益下降。

（4）前庭诱发的肌源性电位：双侧低振幅或未引出。

（5）平衡功能检查：尤其在闭眼时站立困难。

（6）动态视力检查：临床通过让患者在头静止时和在水平方向以 2Hz 的频率摆动时读 Snellen 视力表来确定。前庭功能正常者可看成一条线和视物模糊，而双侧前庭功能减退者则看成五条线，动态视力减退。目前，已有动态视力的检查设备。

（7）免疫性内耳病的实验室检查

1）非特异性免疫学检查：包括血清免疫球蛋白、补体、循环免疫复合物、C 反应蛋白、类风湿因子；抗核抗体、抗线粒体抗体、抗内质网抗体、抗血管内皮抗体、抗平滑肌抗体、抗内膜抗体等，抗体检测对诊断意义不大，但阴性者病情较轻。此外，还包括 T 细胞亚群测定、淋巴细胞转化试验。

2）特异性免疫学检查：基底膜抗体、螺旋神经节抗体、螺旋韧带抗体、内耳血管抗体、前庭感觉上皮抗体、Ⅱ型胶原抗体等，这些检查有诊断参考价值。

（8）必要的听力学检查，如纯音测听和听性脑干诱发电位检查等。

四、双侧前庭病的诊断标准

双侧前庭病的诊断主要依据病史及典型的临床表现，辅以必要的前庭功能检查和其他辅助检查，并尽可能明确病因。

Bárány 学会诊断标准是针对双侧前庭–眼反射功能明显下降或丧失的双侧前庭病，没有纳入耳石器病变。诊断分为两个层级：诊断标准和可能诊断标准。

（一）双侧前庭病诊断标准（Bárány 学会前庭疾病分类委员会，2017）

（1）满足两项症状：1）＋2）或 1）＋3）。

1）行走或站立不稳。

2）行走或头部/身体快速运动时出现视物模糊或振动幻视。

3）暗处或地面不平时上述不稳症状加重。

（2）静坐或平卧时无症状。

（3）前庭功能减退或丧失至少满足 1）～3）中一项。

1）vHIT 或巩膜搜索线圈检查显示双侧水平半规管 VOR 增益<0.6。

2）前庭冷热试验反应减弱（每一侧冷热灌注慢相角速度之和<6°/s）。

3）正弦谐波转椅检查 0.1Hz 增益<0.1、相位超前>68°、时间常数<5 秒。

（4）排除其他疾病。

（二）可能双侧前庭病诊断标准

（1）具有下列症状的慢性前庭综合征：1）＋2）或 1）＋3）。

1）行走或站立不稳。

2）行走或头部/身体快速运动时出现视物模糊或振动幻视。

3）暗处或地面不平时上述不稳症状加重。

（2）静坐或平卧时无症状。

（3）床旁 HIT 提示双侧水平半规管病变。

（4）排除其他疾病。

五、双侧前庭病的治疗

（1）前庭康复锻炼：可采用前庭康复操，这是双侧前庭病治疗的重要环节，前庭康复内容与方法参见有关章节。患者经过前庭康复和平衡维持练习症状会改善。治疗强调最大限度地应用视觉和本体感觉传入的替代。应给予患者一般性的指导，如夜灯的准备、拐杖等。由于方向感、空间感差，应避免游泳。

（2）庆大霉素耳毒性，用药后 3 个月症状达到高峰，应长期观察，患者功能恢复好。部分或全部前庭功能损害的患者大多仍可继续工作。3 个月内可使用拐杖、轮椅等。大多数患者可基本恢复正常，恢复程度与年龄相关，随着年龄的增长，前庭功能和前庭代偿能力呈下降趋势。

（3）避免应用前庭抑制剂和前庭毒性药物，抗组胺药物和镇静类药物暂时可抑制前庭，但不会引起长期的损害。

（4）免疫性内耳病的治疗

方案一：免疫抑制剂与激素的联合治疗，为期 3 个月。

1）试验性治疗：环磷酰胺 60mg（或 2mg/kg），2 次/天；泼尼龙 30mg，隔日 1 次，治疗 3 周。若治疗有效，则进入全量治疗。

2）全量治疗：药物和剂量与试验性治疗相同，持续时间 3 个月。

方案二：单独激素治疗。甲泼尼龙，为期 6 周，第 1～3 天，100mg；第 4～6 天，80mg；第 7～9 天，60mg；第 10～12 天，40mg；第 13～42 天，20mg。

高血压、糖尿病、消化性溃疡或出血性疾病患者禁用激素；在应用环磷酰胺时，每周需要复查白细胞计数，低于 5×10^9/L 者应停药。

　　治疗结束时复查纯音测听及冷热试验和前庭诱发的肌源性电位，观察位听功能恢复情况。

　　目前对免疫性内耳病的治疗尚有争议，但这些治疗方法有助于对免疫性内耳病的诊断。

　　（5）家族性双侧前庭病，乙酰唑胺可控制眩晕发作，对偏头痛也有效。

　　（6）前庭植入有望从根本上解决重度双侧前庭病的平衡功能障碍、振动幻视等异常。前庭植入是发展中的一项技术，通过前庭植入重建前庭-眼反射，恢复患者的姿势稳定性、凝视稳定性，从而改善患者症状。前庭植入仍需不断完善，尚不能在临床推广应用，但前景良好。

（吴子明）

第十一章

儿童眩晕与老年性眩晕

第一节 儿童眩晕

儿童眩晕常见于临床各科，但多以外周性眩晕为主。其主要特点：眩晕的发作时间短，易反复出现，可伴发耳鸣和听力损失。多伴有自主神经症状，但不伴意识障碍。因此在接诊儿童患者时，医生除要了解儿童的生理发育与儿童眩晕的特点外，还要掌握采集儿童眩晕病史的技巧，注意观察儿童的阳性体征。值得一提的是，在儿童眩晕的诊断中，平衡能力评估是非常重要的鉴别因素和组成部分。

一、儿童眩晕的临床症状

眩晕是一种自我感觉的异常，要准确地掌握儿童眩晕的症状相比成年患者而言更为困难，因此要有足够的耐心，以便获得有价值的病史资料。

1. 儿童眩晕病史 对眩晕诊断而言，病史的询问是非常重要的一个环节，问诊内容与成年患者一致，询问中要以儿童能理解的语言讲明旋转性眩晕的特点，要抓住真性眩晕的特征。特别要询问是否有眩晕家族史，因为运动病和良性发作性眩晕等有比较明显的家族倾向，问诊时特别要注意询问母亲家族的发病情况及母亲幼年时的眩晕发作情况。要注意眩晕发作前有无诱因，询问内容要详细具体，尽可能要求家长回忆患儿发病前的情况。此外，还要注意询问患儿心理及情绪上的变化和与之相关的诱因。眩晕发作时神志是否清楚，有无眼睑痉挛，以及口角和四肢抽搐等体征，这是与癫痫鉴别的重要依据。

2. 是否伴有听力损失和耳鸣 耳源性眩晕居儿童眩晕首位，多数伴有听力损失和耳鸣症状。但幼儿往往不会诉说准确的症状，常以耳痒或挖耳、拽耳等动作表现，家长和医生应注意观察患儿的异常动作和神态，必要时可通过客观听力检查帮助诊断。

二、儿童眩晕的临床检查

1. 一般检查 对于儿童眩晕患者，医生既要关注相关疾病的发病情况，也要关注儿童的生长发育特点和生活特点。要注意检查是否有心、肺、血管等疾病，如低血压、昏厥、贫血、低血糖、肠蛔虫病、胃肠系统慢性疾病及内分泌系统疾病等。其中以神经系统检查更为重要，如角膜反射、面肌运动、行走步态及共济体征等。如果患儿眩晕经治疗不见好转，则应考虑到脑干或颅后窝的病变，特别是第四脑室的肿瘤，需进一步做必要的检查。

2. 眼科和耳鼻咽喉科检查 屈光不正、斜视、弱视与先天性眼震均会引起眩晕，因此对眩晕儿童要进行详细的眼科检查，如检查视力、眼肌功能等。此外，鼻炎、鼻窦炎也会引起头晕，在询问病史和体检时要考虑一些常见的耳鼻咽喉科疾病。儿童眩晕中常见的病因还有外耳、中耳疾病，如外耳道耵聍栓塞与异物、化脓性中耳炎和分泌性中耳炎等。

3. 听力检查 是儿童眩晕鉴别诊断中常被采用的检查项目，即使患儿仅仅表现为眩晕发作也应进行相应的听力检查，因为两者无论在解剖关系上还是在功能联系上均密切相关。常用的临床听力检查项目有行为测听、声导抗测听、听性脑干诱发电位、40Hz 相关电位、听觉稳态诱发电位、耳声发射等，大龄儿童可进一步行阈上功能或耳蜗电图检查。这些方法安全可靠、无创伤，有助于鉴别耳蜗病变，为疾病诊断提供参考依据。

4. 平衡功能检查 人体平衡与前庭系统、视觉系统及本体感觉系统相关，三者在儿童期尚未发育完全，相互间的联系也未完全建立，故儿童的平衡功能检查要根据患儿年龄及发病情况，选择可行的项目并结合临床对检查结果进行综合分析。站立与步态试验是临床常用的方法，这类检查方便灵活，不受设备限制，比较适合在诊床旁应用，常用的有闭目直立试验、Mann 试验，此为静态平衡试验。正常儿童应无倾倒现象，一旦出现前庭病变则多向眼震慢相方向倾倒。平衡仪检查是客观评估眩晕患者动静态平衡能力的方法，通过受检儿童在睁眼及闭目站立时身体重心移动曲线的面积和移动轨迹长度，了解受检者姿势稳定度与动态平衡检查的感觉统合测试功能，鉴别是中枢病变还是外周病变引起的眩晕。

5. 视动检查　是中枢前庭功能的重要测试子项。通常要对刺激方式进行简单的修改以使儿童更好地配合检查，另外儿童的反应与成年人也有一定的区别。如儿童视跟踪试验中对图形的跟踪通常比较差，具有明显的延时且多数为扫视图形，可能与儿童小脑尚在发育过程中有关，一般随着年龄的增长，跟踪能力会变强。儿童视动性眼震检查通常需要全视野刺激，这样的刺激环境婴儿也比较易于接受。因为视动系统与许多其他系统共享中枢前庭系统，包括婴幼儿的速度存储机制，所以视动是探查婴幼儿这些功能的一种有效方法，一般 3 个月以上的婴儿即可出现视动反应。

6. 冷热试验　用温度变化刺激前庭产生反应，通过观察眼震评估半规管功能。可用 44℃与 30℃的水交替灌入耳道，也可选用 50℃与 24℃的气体分次注入外耳道后观察眼震，主要记录眼震方向、振幅、慢相速度和眼震持续时间。相比较而言，气体的温度变化刺激更易被儿童接受，故儿童的冷热试验以气体刺激较为适宜。测试前要用儿童的语言讲解要领，并要求家长协助医生完成。

7. 位置与变位性检查　是诊断良性发作性位置性眩晕最重要的手段之一。不会说话的小儿不能与医生交流自己的感受，注意在做变位性试验时，患儿配合能力差，因此这项检查要放到所有检查之后。检查时要注意与家长配合，观察不同头位是否可诱发眼震，注意眼震的方向、持续时间及疲劳现象等。

三、儿童眩晕的诊断

对于不同的急性和慢性眩晕患儿来说，具体的诊断程序和治疗计划完全不同。在评估一个首次发病的急性眩晕患儿时，除需做出初步的诊断外，还应排除可能存在的神经或心血管疾病等危及生命的病因。

对于初诊眩晕的患儿，首先要鉴别是否为外周性眩晕，如非外周性眩晕则应迅速判断属于哪科疾病，及时转科或邀请有关专家会诊，协同处理。临床医生应在全面细致的病史调查和临床检查基础上进行综合判断，更要积极与儿科、小儿神经科合作共同查找原因，减少儿童眩晕的误诊、漏诊。如符合外周性眩晕则按初诊印象予以适当处理。如能明确原因则针对病因治疗，否则进行对症治疗。

四、儿童眩晕的治疗

在全面认真的病史调查、检查分析并做出明确诊断后，一般应采取积极的治疗措施。临床上以处理病因、控制症状、减少发作、加强功能锻炼、促进前庭康复与代偿为目的，必要时可考虑外科手术治疗。

1. 对症治疗　急性眩晕发作时常伴有恶心、呕吐，应给予镇静剂，适当使用降低中枢神经系统兴奋性的药物。呕吐严重时可肌内注射爱茂尔（盐酸普鲁卡因）或甲氧氯普胺。眩晕严重不能进食者，可静脉滴注5%碳酸氢钠溶液、50%葡萄糖溶液，并注意维持水、电解质平衡，卧床休息。针灸及中草药均可配合使用。

2. 对因治疗　对于病因明确者，应给予积极的治疗，如疑有胆脂瘤型中耳炎及迷路瘘管等合并症，应手术清除病灶或予以修补。颅内病变如明确诊断并定位清楚，有适应证者应手术摘除肿瘤。如因肠蛔虫病、贫血、屈光不正等诱发眩晕，应针对病因进行矫治。

3. 功能锻炼　对眩晕症患者进行功能锻炼是有益的，特别是对于病毒感染、外伤、药物中毒性眩晕患者。打太极拳、按摩、做体操、适当地运动头部等都能奏效。晕动病的患儿可逐步由短距离的乘车、慢速转椅、原地踏步转动等开始，反复多次乘坐交通工具，逐步加大活动量，要持之以恒，症状可明显减轻。

4. 消除顾虑　眩晕反复发作会使患儿及家长精神都十分紧张。医生应态度亲切，对其给予必要的安慰。患儿应有充分的睡眠、规律的生活、舒适的环境及少油腻易消化的饮食。部分精神过于紧张者应给予少量镇静剂。

儿童眩晕在临床各科均可见到，临床医生应注重鉴别诊断，同时给予积极的治疗，多数患儿可获得良好的预后。

（刘　博）

第二节　老年性眩晕

老年性眩晕疾病谱与其他年龄不同，常见疾病包括 BPPV、双侧前庭功能减退、中枢性眩晕、功能性眩晕和前庭性偏头痛。而老年性前庭病（PVP）指年龄相关的前庭功能减退。与年龄有关的周围感觉结构的退化及由此导致的感觉障碍常见于老年人。衰老对前庭感觉系统也会产生重大影响，超过 60 岁的老年人接近 50%可有某种前庭功能损害。老年人前庭功能受损影响行走速度和姿势控制能力，以及轻度认知和显著空间知觉下降。老年前庭损伤增加跌倒的风险，在老年人中每年超过 5 万次跌倒归因于前庭损伤。老年性眩晕影响其完成日常活动，如上下床、驾驶、购物。头晕和前庭功能损害在生理和心理两方面都会导致生活质量严重下降。因此，认识老年性前庭病有重要的意义。

一、老年性眩晕的流行病学

预计到 2050 年，世界上 17%的人口年龄在 65 岁以上，相当于 16亿人，因此有必要认识老年人前庭功能是如何变化的及其在临床和人口中的表现。年龄大于 65 岁的老年人，头晕和不平衡占 20%～30%。60～69 岁的老年人，前庭性眩晕的 1 年患病率为 7.2%；大于 80 岁的老年人，患病率为 8.8%。平衡障碍的发生率随年龄的增长而增加，80 岁及以上人群中 85%有平衡功能受损。

二、老年性眩晕的病理生理学

随着年龄的增长，前庭感觉功能逐渐下降，这些与年龄相关的结构和生理性的前庭功能下降，被认为归因于内在因素（如遗传）和累积暴露于包括感染、炎症、血管病、药物和创伤在内的前庭毒性因素。组织病理学与年龄相关的整个前庭终末器官的前庭感觉上皮功能下降，如三对半规管、椭圆囊和球囊上的毛细胞数量减少及耳石形态学改变，同时前庭神经节细胞、输入纤维和前庭神经核细胞数量同样逐渐减少。前庭功能检查的诸多方面也均显示与年龄相关的功能减退。

三、老年性眩晕的诊断与鉴别诊断

1. 老年性眩晕的诊断 本病的诊断需要依据病史、体格检查、辅助检查，如前庭功能检查、听力学检查、影像学及心血管检查、前庭功能检查（如 VNG、转椅、vHIT、VEMP 及动态平衡测试等）和其他检查（如 MRI、MRA、CT、超声多普勒检查等）。诊断参考各种眩晕症的诊断标准。

老年性前庭病的诊断标准（Bárány 学会前庭疾病分类委员会，2019）必须全部满足以下标准（1）～（4）。

（1）慢性前庭综合征（持续时间至少 3 个月），并至少满足以下症状中的 2 项。

1）姿势不平衡或不稳感。

2）步态障碍。

3）慢性头晕。

4）反复跌倒。

（2）轻度双侧外周前庭功能减退，并至少存在下列中的 1 项。

1）视频头脉冲试验检查双侧 VOR 增益均在 0.6～0.8。

2）转椅检查中正弦曲线刺激下 VOR 增益在 0.1～0.3[0.1Hz，V_{max} 为（50°～60°）/s]。

3）冷热试验反应减低[每一侧的最大慢相角速度之和在（6°～25°）/s]。

（3）年龄≥60 岁。

（4）不能用其他疾病或失调更好地解释。

姿势不平衡或不稳感可以指静态的（如站立不动）和动态的（如站立行走和投球）不平衡。步态障碍包括步态缓慢和（或）不稳感。"轻度"前庭损伤定义为介于正常的前庭功能和双侧前庭病（BVP）相关的前庭损伤水平之间。患者需要在未服用镇静剂（苯二氮䓬类）的情况下进行前庭功能检查；规定 vHIT 双侧前庭病双侧的 VOR 增益均应<0.6，PVP 轻度前庭功能损害，设定 vHIT 增益为≥0.6 且<0.8。转椅检查主要检查在低到中频刺激下（0.05～0.1Hz）VOR 的反应。应用双侧前庭病 VOR 增益的界限，≥0.1 作为 PVP 的下限，<0.3 作为上限，因大多数实验室认为 0.3～0.35 是正常人增益的下限；冷热试验检查低频范围（0.003Hz）内的 VOR 反应。在热水（44℃）和冷水（30℃）刺激下，每侧耳的冷热刺激反应之和<6°/s 为双侧前庭病的诊断标准，25°/s 这一界限是大多数实验室认为的正常成年人的下限，因此界定 PVP 每侧冷热水试验慢相角加速度之和≥6°/s 且<25°/s；选择 60 岁作为 PVP 的年龄界限是基于联合国对老年人的年龄界定，且 60 岁时前庭终末器官已经开始退化，前庭神经节细胞的数量也开始下降。

2. 鉴别诊断　下述与 PVP 鉴别的疾病，除单侧前庭病变和 BVP 外，大多数情况下可与 PVP 同时发生。鉴别诊断主要包括以下 6 类疾病。

（1）持续存在的单侧前庭病：PVP 为双侧前庭疾病。

（2）BPPV：体位试验可以确诊。

（3）双侧前庭病：PVP 的前庭功能损害不如双侧前庭病严重。

（4）功能性头晕：如持续姿势感知性眩晕、视觉性头晕，双侧前庭功能检查未提示前庭损伤。

（5）其他感觉运动病：如直立性头晕、视力下降、本体感觉损伤，双侧前庭功能检查未提示前庭损伤。

（6）中枢神经系统疾病

1）无双侧前庭病的小脑性共济失调：双侧前庭功能检查未提示前庭损伤。

2）下跳性眼震综合征：下跳性眼震的出现，伴或不伴外周前庭损伤。

3）锥体外系疾病：锥体外系症状（如强直和运动迟缓），伴或不伴外周前庭损伤。

4）正常压力脑积水（NPH）：颅内压正常，脑积水放液试验（也称 Tap 试验）阳性，伴或不伴外周前庭损伤。

5）前庭抑制剂：双侧前庭功能检查未提示前庭损伤。

（7）系统性疾病：中毒等，双侧前庭功能检查未提示前庭损伤。

部分患者可能有多重诊断，如 BPPV（发病率随年龄的增长而增加）或神经系统疾病（如帕金森病）及 PVP。要点在于其他诊断需要伴随其他症状（如 BPPV 需要有短暂的位置性眩晕症状，帕金森病需要有运动迟缓和强直症状），且并不能完全满足 PVP 的诊断标准。

四、老年性眩晕的治疗

1. 药物治疗　确定病因后，可给予相应的药物治疗。例如，梅尼埃病应给予利尿剂和可能的前庭抑制剂；控制心脑血管疾病潜在危险因素的治疗。

2. 康复治疗　物理疗法对于老年人眩晕有价值，包括前庭康复、力量训练、健身训练等。除传统的门诊治疗方法外，家庭和集体锻炼计划也非常有效。

3. 心理治疗　头晕的心理原因可以通过控制焦虑或抑郁等治疗解决。

4. 手术治疗　如为梅尼埃病，可能需要内淋巴分流手术、前庭神经切断或经鼓室注射庆大霉素。但前庭神经切断或经鼓室注射庆大霉素治疗须谨慎用于老年人，术后可能出现前庭代偿不良。

（吴子明　王振华）

第十二章

大前庭水管综合征

大前庭水管综合征（large vestibular aqueduct syndrome，LVAS）是一种先天性内耳畸形导致的疾病，1978 年被正式命名。这是一种以渐进性波动性听力下降为特点，可同时伴有反复发作性眩晕等一系列临床症候群的疾病。此病虽为先天性畸形，但出生时听力多正常，多在婴幼儿期发病并呈波动性听力下降趋势。纯音测听检查为感音神经性聋，部分患者表现为低频混合性聋。

一、前庭水管的胚胎发育与大前庭水管综合征发病率

大约在胚胎发育第 4 周时，来源于外胚层的听泡在中胚层间充质内向背腹侧发展，形成三支皱襞。其中两支发育成耳蜗和半规管，另一支发育成内淋巴囊系统，前庭水管的发生与内淋巴管息息相关。前庭水管是一个细小的骨性管道，从前庭延伸到颞骨的岩部，其内的膜性淋巴管充满内淋巴液，其作用对维持内淋巴液代谢与平衡起着重要作用。胚胎时期的发育异常可导致前庭水管扩大，但致病原因尚不明确。有关前庭水管扩大的致病学说很多，比较一致的观点有两个，其一是胚胎发育时期出现异常变化，其二是与遗传性因素有关。

在儿童和青少年期的感音神经性听力损失中，先天性前庭水管综合征约占 1.5%，占先天性内耳畸形的 31.5%。据保守估计，至少有 1%～1.5%的感音神经性聋和有平衡问题的患者会有大前庭水管综合征。也有报道表明，5%～7%不明原因的感音神经性聋患者可能与此综合征有关。值得关注的是，有研究表明前庭水管虽然处于扩大状态，但不意味着该个体一定会出现耳聋症状。

二、大前庭水管综合征的临床表现

多数患儿出生后 1~2 年听力正常,某些外界原因导致听力下降,大多出现在婴幼儿期,临床表现为波动性的渐进性听力损失。也有患者十几岁时才出现渐进性的感音神经性聋,少数在青春期或成年以后出现症状。感冒和外伤常是发病诱因,即使轻微的头部外伤也可引起突发的重度感音神经性听力损失和眩晕。事实上,这些诱因通常可作为大前庭水管综合征临床诊断的重要参考。

听力下降可以突发聋的形式出现,也可表现为缓慢的波动性感音神经性聋。但也有报道,大前庭水管综合征患者的听力下降既有感音神经性聋的成分,也存在传导性障碍的成分。随时间推移出现渐进性听力下降。

听力损失多为双侧性,其程度变化很大,可以从轻度聋到极重度聋;严重者可有言语障碍。曾有研究表明,如果只患大前庭水管综合征而无其他耳蜗畸形,听力损失会比较严重,而且高频损失比低频重。据北京同仁医院听力门诊的临床观察发现,畸形程度与听力损失间无明显的相关性。

约 1/3 的患者有反复发作性眩晕,低龄儿童可能仅表现出低言少动、恶心、呕吐等前庭症状,也可有走路不稳等平衡障碍和共济失调体征。

大龄儿童或成年人会主诉有耳鸣。多为高调性耳鸣,也可为低调性或不定声调的耳鸣;其强度不定,但与耳聋程度多无相关性。

部分患者有明确的头部碰撞后诱发耳聋加重病史。

大前庭水管综合征患者一般无特殊体征,如伴发其他畸形则有相应的体征。

三、大前庭水管综合征的临床检查

大前庭水管综合征的临床检查应包括两个部分:一是听力学检查;二是影像学检查,后者被认为是临床诊断的金标准。

1. 听力学检查

(1)纯音测听:用以了解耳聋的性质、程度和波动性,一般为感音神经听力下降。

（2）声阻抗：有助于判断中耳有无异常。

（3）听觉诱发反应：对不合作的婴幼儿可在服用镇静剂条件下进行听性脑干诱发反应检查和多频稳态诱发电位检查，以及 40Hz 听觉稳态诱发电位反应检查。

（4）前庭功能检查：冷热试验有助于了解水平半规管功能，多数可表现为反应低下或无反应，但此项检查不适用于年龄较小者。

2. 影像学检查

（1）颞骨 CT 检查与影像学诊断标准：目前 CT 一直是诊断大前庭水管综合征的金标准。最常见的影像学特点是远段外口呈漏斗状，Valvassori 等于 1978 年提出了前庭水管扩大的影像学诊断标准：前庭水管外口与总脚或峡部后方中点的直径大于 1.5mm 即可判断为前庭水管扩大。

（2）颞骨 MRI 诊断技术的应用：近年随着 MRI 空间分辨率和信噪比的提高，尤其是三维重建后可充分显示内淋巴囊等重要膜性结构，Hamsberger 等于 1995 年提出了根据 MRI 结果作为前庭水管扩大的诊断标准，避免 CT 产生的假阳性或假阴性结果。笔者的经验是对疑有大前庭水管综合征的患者应综合颞骨 CT 和 MRI 检查，其目的是能够比较有效地帮助医生提高临床诊断的正确率。

四、大前庭水管综合征的诊断原则

对儿童的听力损伤，必须对病史、症状、体征、听力学检查和影像学检查的各项结果进行综合分析，完成规范的儿童听力诊断程序并提供准确的治疗与干预方案。

1. 详细了解病史　包括家族史、药物过敏史、妊娠史、感染史、用药史、分娩史、儿科疾病史、外伤史、特殊传染病接触史及家族史等；伴随耳聋的其他病史，如外耳与骨骼系统疾病、皮肤与色素疾病、眼病、先天性心脏病、肾病及甲状腺疾病等。

2. 听力学评估　对于儿童应根据不同年龄的发育特点，选择相应的听觉行为测试方法，相对来说，行为测听比纯音测听的结果更为精确。

如果患儿不能配合检查，客观听力检测可弥补不足，同时对蜗性和蜗后性耳聋的鉴别也具有重要价值。目前，一般常用的客观测听方法有听性脑干反应测试、稳态诱发电位、耳声发射测试等。

中耳功能测试的目的是检查儿童的中耳情况，为临床诊断和鉴别诊断提供准确的信息，为正确选择临床治疗方法提供帮助。

3. 语言能力评估 语言的发育使儿童的高级神经活动出现质变，对患儿进行语言测试有助于判定语言发育年龄和制订听力语言康复计划，并可用于干预措施实施情况的效果评估。

五、大前庭水管综合征的治疗原则

虽然大前庭水管综合征是一种先天发育障碍，表现为感音神经性聋，但鉴于其发病特点，早期的积极治疗多是有效的。

1. 药物治疗 听力急剧下降时可采用保守治疗，以尽可能地恢复听力，争取患儿可有一段较长的时间维持听力较好，这样对患儿的语言发育非常有益。一般采取综合治疗原则，主要是改善内耳微循环代谢和细胞膜通透性，亦常配合使用泼尼松或地塞米松抗炎。多数患者听力能有一定的恢复，部分患者可恢复到发病前听力水平。

2. 手术治疗 曾有学者尝试采用手术方法改变内耳结构，如内淋巴囊减压、分流手术等，目的是防止听力下降，但得到的结果并不理想。目前临床上已不倾向采用这种治疗方法。

3. 配戴助听器或实施人工耳蜗手术 对于应用药物治疗效果不佳者，可在系统治疗的基础上观察 3 个月，如果听力无好转迹象即可选配助听器，而如果助听器无助于听力的改善，则应建议患者咨询人工耳蜗等事项。大量研究显示，人工耳蜗植入对因大前庭水管综合征导致的重度聋患者很有帮助，术后效果比较理想。此手术虽然不能治疗患者本身的缺陷，但可以有效地补偿听力，使患儿保持一个良好的听力水平。

4. 加强语言训练 根据患者的实际情况，应酌情加强听力下降患儿的语言训练，使之在语言学习期能保持良好的实用听力，为加强语言训练创造条件。

六、重要提示与预防策略

虽然患儿出生时听力接近正常，处于疾病的亚临床期，但细心的父母可能会发现患儿说话较晚，口齿不清，上呼吸道感染或外伤后听力下降但可恢复。一旦确诊大前庭水管综合征，医生应及时告知家长，患儿的听力可能会因某种原因突然恶化，建议家长采取预防措施。此外，由于本病经常表现出传导性聋和波动性听力下降的特点，会影响早期诊断，临床应注意避免误诊、漏诊，尽早采取积极有效的防范措施可明显延缓病情发展。

（刘　博）

第十三章

少见的眩晕

本章介绍两种少见的眩晕：上半规管裂综合征和前庭阵发症。

内耳第三窗异常是内耳骨质缺损，使内耳与中耳和（或）颅腔异常交通。上半规管裂是内耳第三窗异常最常见的一种，其他还包括后半规管、水平半规管、前庭和前庭导水管及耳蜗前庭阶等处的结构异常。内耳第三窗病变常见的病因有感染、炎症、肿瘤、颅内高压、创伤、手术、先天性畸形和骨异常等。

前庭阵发症属于脑神经血管-神经压迫疾病中的一种。既往用过的名称有"致残性位置性眩晕"和"听-前庭阵发症（有耳蜗症状）"。Báráhy学会推荐使用"前庭阵发症"这一名称。

第一节　上半规管裂综合征

上半规管裂综合征（superior semicircular canal dehiscence syndrome，SSCD 综合征）由美国霍普金斯大学医学院耳鼻咽喉科的 Minor 等在1998 年首先报道。此后陆续出现大量的文献，本节内容包括 SSCD 综合征的临床特点、检查、诊断与治疗。

一、SSCD 综合征的临床特点

（1）成年人发病，男女发病率无差异。患者无耳科疾病史。SSCD综合征多为单侧，双侧病变占 1/4～1/3。

（2）一些患者只有前庭症状，即声音刺激或中耳压力变化（如Valsalva 动作）或颅内压力变化（如咳嗽、打喷嚏、体位改变等）时出现眩晕和垂直旋转性眼震，以及慢性平衡功能障碍，可伴有搏动性耳鸣，但没有听力下降。Tullio 征（＋），Hennebert 征（＋），256Hz Weber 试验偏向患侧，听力图、鼓室图及言语识别率正常，冷热试验正常。

强声刺激诱发的眩晕（Tullio 征）是该病的特征性表现，增加耳道内压力或增加颅内压的方法也会诱发眩晕（Hennebert 征），眩晕发生时多可以发现与受累上半规管平面一致的垂直或旋转眼震。部分患者会出现站立不稳、易倾倒等平衡功能紊乱的症状，可能与上半规管因素导致的前庭功能异常有关。

（3）一些患者只有听力下降，没有前庭症状。听力图显示低频传导性聋或合并高频感音神经性聋的混合性聋。低频传导性聋或混合性聋中的传导聋部分显示气骨导差为 20～40dB，可有低频骨导阈值降低，甚至低于 0dB，256Hz Weber 试验偏向患侧，Rinne 试验阴性。通常为渐进性听力下降，有时外伤后可以表现为突发性聋，一般不伴耳鸣，可单侧或双侧发病。患者可有骨导听敏度异常增高的现象，如将音叉置于踝关节处，可以闻及关节振动声。

（4）一些患者既有前庭症状又有听力下降，可有 Tullio 征（＋）、Hennebert 征（＋）。听力图显示低频传导性聋、感音神经性聋或混合性聋。低频传导性聋或混合性聋中的传导聋部分显示气骨导差为 10～20dB，可有骨导阈值降低。256Hz Weber 试验偏向患侧，Rinne 试验阴性。

二、SSCD 综合征的检查

1. SSCD 综合征患者听功能表现　患耳通常表现为 2kHz 以下骨导听阈下降，骨导听阈常低于 0dB，气导听阈正常或提高，所以无论气导听阈是否正常，在低频部分均可出现明显的气骨导差。但声导抗测试表现为正常的鼓室导抗图、正常的镫骨肌声反射。以往有患者因传导性聋而行中耳探查术或行镫骨底板切除术。Weber 试验偏向患侧。如合并严重的其他畸形则可伴有感音神经性聋。SSCD 综合征的特征性表现为内耳病变的传导性聋，可能是上半规管裂处形成可以往复运动的第三窗的原因。当镫骨足板振动引起内耳外淋巴波动时，上半规管裂处膜性封闭随之往复运动导致传入耳蜗的声能衰减，从而引起传导性聋，气导听阈上升。当骨导声刺激引起内耳淋巴液波动时，上半规管裂处膜性封闭的往复运动增大了前庭窗与蜗窗之间的压力差，增加了基底膜振动幅度，从而提高了骨导听力。

2. 眼震电图检查　　强声或压力刺激诱发的垂直或旋转眼震是 SSCD 综合征的特征性表现，眼震方向与受累上半规管平面一致。机制是当迷路受到压力刺激时，上半规管裂处膜性封闭的反向运动引起壶腹部纤毛运动，诱发眼震。

3. 前庭诱发的肌源性电位检查　　前庭诱发的肌源性电位（VEMP）是用声刺激球囊或椭圆囊并在胸锁乳突肌和眼肌上记录肌源性电位来反映前庭-颈反射通路和前庭-眼反射通路完整性的电生理检测技术。SSCD 综合征前庭诱发的肌源性电位的特征性表现：①反应阈值比正常人低 15～30dB；②振幅比正常人高大。刺激声频率在 500～1000Hz 时，VEMP 引出最敏感。VEMP 阈值明显低于正常是由于上半规管壶腹部敏感性增高，从而引起经球囊的神经传入冲动增加所致。目前认为，cVEMP 阈值降低和 oVEMP 波幅明显增大对 SSCD 综合征有较好的诊断价值，是 SSCD 综合征诊断的重要组成部分，其中 oVEMP 对确诊上半规管裂有较好的特异性和敏感性。

4. 颞骨影像学表现　　上半规管裂隙常位于颅中窝底、上半规管的最高点，而且可见鼓室天盖及鼓窦天盖缺失，这一区域的颅骨变薄。扫描层厚为 1.10mm 或 1.15mm 时，特异性差；而以 0.15mm 层厚扫描时，上半规管水平显示的特异性最高。半规管裂隙和极薄的半规管骨管区分开来，高分辨率 CT 扫描为最有力的诊断方法。临床上出现上述症状和体征时要经 CT 检查确诊。CT 影像特征是上半规管顶部骨质缺损，可在水平位、冠状位和（或）三维重建中见到，以三维重建的阳性率最高（图 13-1、图 13-2）。

由于分辨率高的 CT 能显示出更薄的骨质，所以 CT 的分辨率越高越好，否则容易造成误诊。另外，有些正常人的上半规管顶壁骨质极薄，甚至小于 0.11mm，即使高分辨率 CT 也无法显示。因此，诊断 SSCD 综合征时应结合临床症状和体征。SSCD 综合征的 CT 影像还有两个特点：①部分病例可见患侧和对侧鼓室天盖和鼓窦天盖的皮质骨缺损；②单侧 SSCD 综合征患者的对侧上半规管顶部骨质比正常薄。MRI 诊断 SSCD

综合征的敏感性和特异性要稍低于 CT。与 CT 相比，MRI 诊断 SSCD 综合征的敏感性为 96%，特异性为 98%。

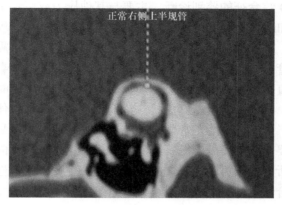

图 13-1　正常 CT 三维重建

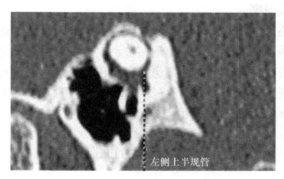

图 13-2　SSCD 综合征三维重建

三、SSCD 综合征的诊断

1. 病史　强声刺激或外耳、中耳、颅压改变等引起眩晕、眼震；明显的传导性聋而无前庭症状，且中耳功能正常。

2. 特征性的前庭功能表现　高振幅、低阈值的 VEMP，伴或不伴其他前庭功能异常。

3. 影像学检查　高分辨率CT或头颅MRI扫描发现上半规管裂隙及

相应区域骨质变薄。

4. 手术探查　发现裂隙后可确诊。

5. SSCD 综合征的鉴别诊断　主要与其他压力或声音敏感性眩晕相鉴别。与 Tullio 征有关的疾病包括先天性内耳畸形、梅尼埃病、胆脂瘤侵破半规管、莱姆病、梅毒等。根据 Ewald 第一定律，眼震方向指向受刺激的半规管。刺激椭圆囊产生水平扭转性眼震，刺激球囊产生垂直性眼震，而垂直扭转性眼震提示上半规管受刺激。外淋巴瘘时，外淋巴液流入中耳腔，出现听觉及前庭症状。鉴别要点：前庭症状伴或不伴传导性听力障碍，但中耳功能正常为 SSCD 综合征与迷路膜破裂综合征及梅尼埃病的主要鉴别点。外淋巴瘘引起的眩晕特点是当患耳向下时症状加重。波动性听力损失为听力损失的主要表现，主要为感音性聋，也可为传导性或混合性听力损失。梅尼埃病的眩晕和眼震可无触发因素，初次发作时也可无明显听力障碍，多次反复发作后出现渐进性感音性听力损失和前庭功能损害。

此外，临床上类似耳硬化症和先天性听骨链畸形，可通过镫骨肌声反射、前庭诱发的肌源性电位检测相鉴别：轻度和中度传导性聋时阈值上升甚至消失，而 SSCD 综合征患者可引出且阈值降低。对于某些大前庭水管综合征患者，听力图有气-骨导差，镫骨肌声反射和 VEMP 均正常，与 SSCD 综合征相似，可经 CT 检查鉴别。

四、SSCD 综合征的治疗

通常采用手术治疗，以颅中窝入路或乳突入路封闭上半规管裂可取得良好效果。SSCD 综合征的治疗通常采取两种术式，即裂隙堵塞术及裂隙贴补术（图 13-3 和图 13-4）。术后 SSCD 综合征的症状可逐渐减轻和消失，但可出现感音神经性听力损失的并发症。可使用颞肌筋膜和硬质材料如骨或骨水泥等来封闭上半规管裂，而不阻塞管腔，这样既能消除 SSCD 综合征的症状和体征，又可保留上半规管感受头部转动的正常生理功能。不能采用软组织来封闭裂孔，否则 SSCD 综合征的症状和体征将不会消失。手术的时机和适应证，多数学者认为 SSCD 综合征症状较轻的患者不必手术，通过避免声音刺激和 Valsalva 动作可基本控制症状；对于症状很重，影响生活和工作的患者，应采用手术治疗。另外，避免头部外伤、低盐饮食等保守治疗也可延缓病情。该疾病国内已经陆续有临床报道，如果对 SSCD 综合征有充分的认识，诊断并不困难，可使患者避免不必要的手术。

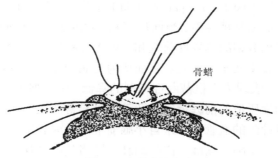

图 13-3　裂隙堵塞术

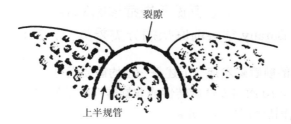

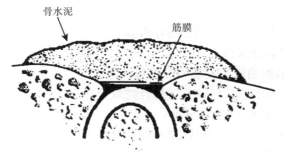

图 13-4　裂隙贴补术

（吴子明）

第二节　前庭阵发症

一、定　义

前庭阵发症（vestibular paroxysmia）是第Ⅴ、Ⅷ、Ⅸ脑神经与血管交叉压迫引起的三叉神经痛、半面痉挛和舌咽神经痛。Brandt 等（1994）研究了一组表现典型的阵发性前庭和（或）耳蜗症状，发现其可能由第Ⅷ脑神经与血管交叉压迫引起。目前认为此病的原发病变在中枢，可能在前庭核，主要表现为中枢截断性抑制的降低。由于神经元传递的异化，受微血管波动性压迫的前庭神经的活动信号异常放大、畸变，从而产生眩晕。压迫听神经的血管通常来自小脑前下动脉或岩锥静脉，偶尔来自小脑后下动脉、小脑上动脉、内听动脉、脉络丛血管袢、椎动脉。

二、前庭阵发症诊断标准
（Bárány 学会前庭疾病分类委员会，2016）

1. 确定的前庭阵发症　下述每一项均需要满足：

（1）至少 10 次自发性旋转性或非旋转性眩晕发作。

（2）发作持续时间＜1 分钟。

（3）症状刻板。

（4）卡马西平或奥卡西平治疗有效。

（5）排除其他疾病。

2. 很可能的前庭阵发症　下述每一项均需要满足：

（1）至少有 5 次旋转或非旋转性眩晕发作。

（2）发作持续时间＜5 分钟。

（3）眩晕为自发性或由特定头位诱发。

（4）症状刻板。

（5）排除其他疾病。

图 13-5 示意了 MRI 中血管与神经的关系，根据小脑前下动脉（AICA）和小脑后下动脉（PICA）血管袢的走行与位听神经的关系分类，根据与位听神经接触（A）或位听神经有凹痕（B）组合为不同的亚型：

1A 型、1B 型、2A 型、2B 型、3A 型、3B 型。

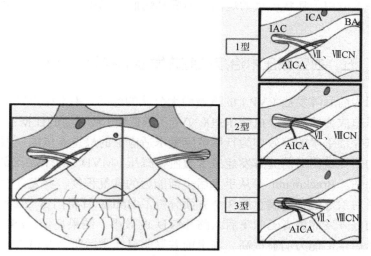

图 13-5　MRI 中血管与神经的关系，根据小脑前下动脉和小脑后下动脉血管袢的走行与
位听神经的关系分类

1 型，血管袢在脑桥小脑角水平；2 型，血管袢在内听道的近端；3 型，血管袢在内听道的远端。IAC.
内听道；AICA. 小脑前下动脉；ICA. 颈内动脉；BA. 基底动脉；CN. 脑神经

[资料来源：Celiker FB，et al. 2017. J Vestibul Res-Equil，27（2-3）：147]

三、鉴 别 诊 断

需要鉴别的疾病较多，包括梅尼埃病、卒中或多发性硬化后的阵发性脑干发作、前庭性偏头痛、惊恐发作、外淋巴瘘、上半规管裂综合征、发作性共济失调 2 型、伴前庭先兆的癫痫，以及其他由特定动作诱发的眩晕反复发作，包括 BPPV、中枢性位置性眩晕、旋转性椎动脉闭塞综合征（RVAOS）、直立性低血压、脑桥小脑角囊肿或肿瘤等。

四、治　　疗

1. 药物治疗　可以选择卡马西平 200～600mg/d 或奥卡西平 300～900mg/d。

2. 手术治疗　若药物疗效差,推荐采用乳突后颅骨切开微血管减压术。手术适用于症状严重的病例。前庭耳蜗血管减压术是一种有争议的治疗手段。

五、血管减压术治疗前庭阵发症的疗效与并发症

因为前庭阵发症(VP)的诊断尚无公认的标准,手术探查发现血管神经压迫成为确诊神经血管压迫(NVC)最直接、最有力的证据;同时,既往试探性手术的疗效亦为日后确定手术适应证的最重要依据。因而,众多的研究试图对前庭阵发症患者微血管减压(MVD)的疗效及安全性进行评估。Brackmann 等从手术后生活能力的恢复程度、并发症发生率及患者对治疗过程的满意度 3 个方面分析了 House 耳科门诊 20 例术前拟诊前庭阵发症患者乙状窦后入路 MVD 的效果。结果显示,85%的患者手术后生活能力明显提高,与术前差异明显,术后听力及语言识别率均有提高,但差异不显著。83%的患者对手术过程满意。1 例术后前庭功能丧失但听力正常,未发生脑脊液漏、脑膜炎或听力下降等并发症,认为经乙状窦后入路 MVD 为治疗前庭阵发症的安全、有效措施。Yap 等发现针对前庭阵发症进行的减压手术的有效率高达 75%~100%,而针对耳鸣进行的减压手术,有效率为 27.8%~100%,其中半数以上作者报道的有效率不超过 50%。大部分前庭阵发症患者可通过 MVD 改善症状,而针对耳鸣的 MVD 则应谨慎。轻度听力下降为最常见的并发症,发生率为 6.2%(34/545),其他如暂时性面瘫、小脑性共济失调、脑脊液漏、伤口感染等较少见,无其他严重并发症。听力下降作为 MVD 最常见的并发症,主要为手术中过度牵拉、快速释放脑脊液及电凝热损伤所致,术中听性脑干诱发电位的监测及改进手术方法可有效减少此类并发症的发生。

六、微血管减压术治疗前庭阵发症的争议与共识

针对前庭阵发症而实施的 MVD 长期存在争议。原因如下:①因诊断技术所限,术前诊断及鉴别诊断缺乏公认的标准;②因手术者的技术、使用设备等不同,文献报道的手术疗效存在较大的差别。近年来,随着

影像诊断技术及前庭功能诊断技术的进步，对前庭阵发症的认识将越来越趋于一致。又鉴于针对前庭阵发症开展的 MVD 有较好的总体治疗效果，无严重并发症且患者对治疗过程满意度高，关于前庭阵发症患者实施 MVD 的适应证已有初步共识：①诊断前庭阵发症需尽可能排除其他眩晕症；②患者因眩晕而丧失工作、生活能力，规范的药物治疗不能缓解症状或不能耐受药物治疗；③单侧患病；④ABR 的异常改变为重要的手术指征；⑤影像学诊断应作为术前必查项目，首先需排除占位性病变，同时应尽可能确定压迫部位，部分学者甚至提出当 MRI 发现血管神经压迫时才考虑手术。

（吴子明 曾祥丽）

第十四章

以眩晕为临床表现的常见脑血管病

第一节　后循环缺血概述

一、后循环缺血的主要病因和发病机制

　　动脉粥样硬化是后循环缺血（posterior circulation ischemia，PCI）最常见的病因，动脉粥样硬化好发于椎动脉起始段和颅内段。栓塞是 PCI 最常见的发病机制，约占 40%。导致 PCI 的机制包括大动脉狭窄和闭塞引起低灌注、血栓形成、动脉源性栓塞、动脉夹层等。栓子主要来源于心脏、主动脉弓、椎动脉起始段和基底动脉。最常见的栓塞部位是椎动脉颅内段和基底动脉远端。

二、后循环缺血的危险因素

　　PCI 的危险因素与前循环缺血相似，主要包括不可调节的因素和可调节的因素。不可调节的因素有年龄、性别、种族、遗传背景、家族史、个人史等。可调节的因素有生活方式（饮食、吸烟、活动缺乏等）、肥胖及多种血管性危险因素，包括高血压、糖尿病、高脂血症、心脏病、卒中/短暂性脑缺血发作、颈动脉病、周围血管病、高凝状态、高同型半胱氨酸血症、口服避孕药等。

三、后循环缺血的临床表现和诊断

　　PCI 的常见临床症状包括头晕、眩晕、肢体或头面部麻木、肢体瘫

痪、感觉异常、步态或肢体共济失调、构音或吞咽障碍、跌倒发作、偏盲、声嘶、霍纳综合征等。出现一侧脑神经损害和另一侧运动感觉损害的交叉表现是 PCI 的特征性表现。常见的 PCI 类型有短暂性脑缺血发作（TIA）、小脑梗死、延脑外侧综合征、基底动脉尖综合征、Weber 综合征、闭锁综合征、大脑后动脉梗死、腔隙性脑梗死（如纯运动性卒中、共济失调轻偏瘫、构音障碍手笨拙综合征、纯感觉性卒中等）。

四、后循环缺血的治疗

目前针对 PCI 的急性期治疗应基本等同于前循环缺血性卒中的治疗。应积极开展卒中单元的组织化治疗模式。对起病 3 小时内的合适患者可以开展静脉 rt-PA 溶栓治疗。有条件者可行动脉溶栓治疗。对所有不合适溶栓治疗且无禁忌证者，应予以阿司匹林 100～300mg/d 治疗。

附：椎基底动脉供血不足

椎基底动脉供血不足（vertebro-basilar artery insufficiency，VBI）是由于脑内某些区域供血不足而引起的多种一过性或持续性症状。VBI 有许多同义词，如椎基底动脉系统缺血、后循环缺血、后循环短暂性脑缺血发作及椎基底动脉血栓栓塞性疾病。有的学者认为 VBI 是椎基底动脉系统的一种短暂性脑循环障碍，即椎基底动脉短暂性脑缺血发作，有的学者认为在有明确的责任病灶时应诊断为后循环梗死，如小脑后下动脉栓塞。如果没有确切的依据，如梗死灶与临床症状无关或没有找到明确的病灶，则应该诊断为 VBI。还有学者认为，狭义的 VBI 是指椎动脉系统短暂性脑缺血发作，而广义的 VBI 则应包括后循环梗死。

第二节　引起眩晕的后循环缺血疾病与临床表现

一、短暂性脑缺血发作

短暂性脑缺血发作（transient ischemic attack，TIA）系指颈内动脉系统或椎动脉系统由于各种原因发生短暂性供血不足，导致受损脑组织出现一过性的功能缺损而表现出相应的临床症状和体征。其持续时间短则数秒至数分钟，长则数小时，最多不超过 24 小时，症状和体征可全部恢复，但可反复发作。

二、后循环短暂缺血发作

1. 病因 脑动脉管腔被外来的栓子阻塞，管壁病变或痉挛，动脉受周围组织的压迫和管腔内血流动力学异常等改变。

2. 临床症状 除一过性眩晕、呕吐外，尚有下述症状：

（1）一过性视物成双、偏盲。

（2）单侧或双侧口周及舌部麻木。

（3）吞咽困难、饮水呛咳、构音障碍。

（4）单肢或双肢力弱。

（5）平衡障碍，站立不稳。

3. 体征

（1）眼球震颤。

（2）交叉性面及肢体感觉障碍。

（3）单侧或双侧上、下肢体无力及病理反射阳性。

（4）小脑性共济失调。

（5）当大脑后动脉分布区受累时可出现一过性皮质盲。

（6）有的患者，特别是老年人可仅出现一过性短暂的意识障碍，清醒后无其他任何表现。

（7）特殊表现是猝倒发作，转头或仰头时可突发四肢无力、摔倒，但意识清楚。

4. 实验室及其他辅助检查

（1）血液检查。

（2）多普勒超声检查。

（3）颈部血管超声。

（4）颅脑 CT 或 MRI 检查。

（5）脑血管造影检查。

（6）心电图、超声心动图检查，以除外心源性疾病所致的 TIA。

（7）颈椎 X 线片。

5. 诊断

（1）发病突然，出现短暂的局灶性神经功能障碍，在 24 小时内完全恢复正常。

（2）符合上述的临床表现及体征并可用脑动脉病变来解释。

（3）发作间歇期无明显神经系统体征。

（4）常反复发作，临床表现为较刻板症状。

（5）多在中老年人中发病。

（6）颅脑 CT 或 MRI 检查有或无腔隙性梗死表现。

6. 鉴别诊断

（1）局灶性癫痫：发作时可出现神经系统局灶体征，多为痉挛性发作，但也有纯感觉性发作，突发突止，数秒至数分钟缓解，反复发作。脑电图可表现出癫痫的特征性改变。局灶性癫痫常继发于颅内病灶、肿瘤、外伤、脑血管畸形等，颅脑影像或脑血管造影可检出局灶病变。

（2）梅尼埃病：参见第八章。

（3）晕厥：是迷走神经兴奋性增高、颈动脉体过敏、直立性低血压、强烈的情绪变化或低血糖等原因引起的一种神经功能障碍。发作时表现为面色苍白、冷汗、脉细、血压下降及意识丧失，主要区别：晕厥发作时人体均处于直立状态，血压下降、脉搏缓慢、血糖偏低，无神经系统定位体征；短暂脑缺发作时可处于任何体位，部分能检查出脑干体征。

（4）癔症：患者在受到精神刺激或情绪波动后出现的精神性异常表现，其临床症状多种多样，检查没有明确的神经功能定位体征。

（5）低血糖：在饥饿时、糖尿病患者进食过少或使用降糖药过量时均可出现低血糖反应。表现为一过性意识障碍、精神障碍、肢体偏瘫，可静脉注射葡萄糖，一般很快恢复。

（6）有先兆性偏头痛：好发于青年人，以反复发作的剧烈搏动性头痛或头胀痛为特征，发作前可出现幻觉或视野缺损，一侧肢体感觉异常或肌无力等，头痛的时间一般超过 24 小时。短暂性脑缺血发作多伴有头痛，但不是很剧烈。

（7）眼科疾病：当短暂性脑缺血发作仅引起单纯的视力下降时，应注意与眼部疾病引起的视力障碍相鉴别。

7. 治疗　TIA 多次发作容易导致脑梗死，因此治疗的目的在于预防和减少复发。治疗原则：控制高血压、控制脑水肿、预防并发症、防止各种危险因素。

（1）病因治疗：降血压、降血脂、控制糖尿病、抗心律失常。

（2）常规药物治疗

1）抗凝治疗：对 TIA 反复发作不能控制或持续时间较长者，对有心源性栓塞导致 TIA 者应考虑抗凝治疗。低分子肝素每次 0.3ml 或 0.4ml，腹部皮下注射，每天 1 次或每 12 小时 1 次。普通肝素较少应用，口服抗凝剂多用华法林。

2）抗血小板聚集药物：首选肠溶阿司匹林，开始每天口服 300mg，1～2 周后改为 30～75mg；噻氯匹定 125～250mg/d。有溃疡病者应慎用，有出血疾病者禁用。

3）扩容或扩血管剂：低分子右旋糖酐或 706 代血浆静脉输注，心功能不全者禁用。改善微循环，银杏叶提取物静脉输注或口服。

4）钙通道阻滞药：静脉滴注尼莫同 10mg/d 或尼莫地平 4～8mg/d，血压低者慎用。

5）中药治疗：常用活血化瘀药，如复方丹参、川芎嗪等。

（3）血管介入治疗。

（4）手术治疗。

三、延髓背外侧综合征

延髓背外侧综合征（又称小脑后下动脉综合征、Wallenberg 综合征）是由小脑后下动脉或椎动脉血栓引起的，是脑干梗死最常见的一种类型。老年人多由血栓形成引起，而中青年人多由心源性栓塞引起。

1. 临床症状

（1）眩晕、恶心、呕吐。

（2）交叉性痛温觉障碍：表现为病变同侧面部和病变对侧躯干及肢

体痛温觉障碍。

（3）吞咽困难、饮水呛咳、构音障碍。

（4）同侧霍纳征、瞳孔小、上睑轻度下垂。

（5）平衡障碍，向患侧倾倒。

2. 体征

（1）交叉性（同侧面部、对侧躯干及肢体）感觉障碍。

（2）同侧软腭麻痹、咽反射减弱或消失。

（3）眼球震颤，以水平-旋转最常见。

（4）同侧不全霍纳征。

（5）小脑性共济失调（少见）。

四、小脑前下动脉梗死

小脑前下动脉梗死是引起眩晕的脑血管病中较少见的类型。

1. 临床症状

（1）眩晕。

（2）口角歪斜。

（3）同侧耳聋。

（4）同侧面部痛温觉障碍。

（5）同侧霍纳征。

（6）对侧肢体及躯干痛温觉障碍。

2. 体征

（1）眼震、同侧肢体小脑性共济失调。

（2）同侧周围性面瘫。

（3）同侧耳聋。

（4）同侧面部痛温觉障碍。

（5）同侧霍纳征。

（6）对侧肢体及躯干痛温觉障碍。

3. 辅助检查

（1）血常规、血糖、血脂、血液流变、心电图。

（2）头颅 CT 检查，发病 24 小时内图像多无变化，24～48 小时后梗死区出现低密度灶，CT 对小脑、脑干显示不佳，需做头颅 MRI 检查。

（3）TCD 检查有助于测定局部脑血流量。

（4）颈部血管超声。

（5）MRA 可了解脑血管的情况。

（6）DSA 可显示血栓形成部位、程度与侧支循环程度。

4. 诊断　　高龄、动脉粥样硬化病史、常有 TIA 史，数小时至 1～2 天症状达高峰，晨起突然出现的脑局灶性症状和体征，头颅 CT 检查 24～48 小时后出现低密度灶。

5. 鉴别诊断

（1）脑栓塞：数秒或数分钟内出现的脑局灶性症状和体征，部分患者较年轻，且常可找到病因，如心房颤动、心脏黏液瘤、细菌性心内膜炎等。

（2）脑出血：起病比脑血栓急，数分钟或数小时内出现的脑局灶性症状和体征，可有全脑征，如头痛、恶心、呕吐，可有意识丧失。

6. 治疗

（1）应用卒中单元即指有一个专门治疗脑卒中的小组，包括神经科医生、康复科医生、心血管科医生、心理医生、护士、护工等，并设立卒中病房。

（2）重症治疗：绝对卧床，保持呼吸道通畅，控制脑水肿，监测生命体征。

（3）控制高血压。

（4）溶栓治疗：在发病 6 小时内给予尿激酶 50 万～100 万 U，溶于生理盐水 100ml，静脉滴注 30～40 分钟，不超过 2 小时。rt-PA 治疗窗为发病 3 小时内，0.85～1.0mg/kg 体重。

（5）蛇毒类制剂：降低纤维蛋白原。

（6）抗凝治疗。

（7）钙通道阻滞药：保护缺血神经元。

（8）扩容或扩血管剂。

（9）对症治疗。

（10）早期康复治疗。

（11）二级预防：寻找并去除危险因素，可睡前适当服用抗血小板或抗凝药物，以防止血栓再形成。

五、锁骨下动脉盗血综合征

锁骨下动脉盗血综合征是脑盗血综合征中常见的一类，多为锁骨下动脉第一段闭塞引起，以左侧多见。血液不能直接流入患侧椎动脉，而健侧椎动脉的血液部分流入患侧脑组织及反流到患侧锁骨下动脉。当患侧上肢活动而需血量增加时，可出现椎基底动脉供血不足的症状。

1. 临床症状

（1）上肢供血不足的表现：患侧上肢常有乏力、麻木、沉重感、疼痛感、冷感，特别是上肢活动时易出现症状。

（2）椎基底动脉缺血发作的表现：患侧上肢用力活动时出现头晕、眩晕、恶心、呕吐、视物模糊，少数患者可有意识障碍或跌倒发作。

（3）颈动脉系统缺血表现：当颈内动脉血液被盗入患侧椎动脉时则发生颈内动脉供血不足表现，出现发作性轻偏瘫、偏身感觉障碍、一过性失语。

2. 体征

（1）患侧上肢桡动脉搏动减弱。

（2）患侧收缩期血压比健侧低 3kPa 以上。

（3）锁骨上窝可听到血管杂音。

3. 诊断

（1）特征性临床表现和体征（即脑缺血发作）与上肢活动有关。

（2）TCD 检查可见狭窄或闭塞的锁骨下动脉，可见椎动脉内血液反流。

（3）冠状动脉造影（CAG）：主动脉弓造影可显示颅外血管病变及椎动脉的血流状况，并可观察颅内血管形态。若显示椎动脉反流及锁骨下动脉出现闭塞，则可诊断。

（4）血管造影可确诊。

4. 鉴别诊断

（1）椎动脉型颈椎病：可引起椎基底动脉缺血的表现，可出现反复发作的眩晕，但发作的诱因明显不同。颈椎病发作与颈部活动或头位变动有关，症状多由头颈部前屈、后伸或旋转运动引起，一般无肢体麻木、乏力，颈椎 X 线片可见骨质异常，CAG 显示椎动脉弯曲、扭转，特别是在转动头位时更加明显。

（2）梅尼埃病：参见第八章。

5. 治疗

（1）药物治疗：706 代血浆，改善微循环的药物和激素等。

（2）手术治疗：有症状性锁骨下动脉狭窄大于 70% 者或闭塞者。

（柴　滨）

第十五章

颈 性 眩 晕

起源于颈椎、以眩晕为主诉的综合征统称为颈性眩晕。它通常与颈椎病有关，但不一定完全由颈椎病所致。其中最常见的是因颈椎本身退行性病变刺激压迫邻近组织或颈椎不稳而导致的颈性眩晕。随着 CT、MRI 等影像学技术的发展，对该病的认识日益加深，诊断水平明显提高。

一、颈性眩晕的发病机制及病理生理

颈性眩晕的发病与颈椎解剖特点及生理功能直接相关。颈椎共有 7 块，连接头颅及胸椎，承受头颅重量，负担头颅前伸、后仰、左右转动等复杂运动且头颅相对固定在胸椎上方，因此颈椎易遭受各种外力的急慢性损害。根据邻近组织和结构的受累情况，在临床上可以将颈椎病分为 4 种类型：脊髓型、神经根型、椎动脉型和交感型。其中椎动脉型和交感型颈椎病与颈性眩晕密切相关。

除颈椎退行性病变因素外，颈部肌肉、韧带的劳损也可引起颈性眩晕。日常的慢性劳损如睡眠姿势不良，长期伏案低头工作，头颈部过度前屈、后仰、侧弯等，颈部炎症引发颈肌肿胀或发生痉挛，发育性颈椎椎管狭窄等均可成为颈椎病的诱因，影响椎动脉供血而出现眩晕。近年对交感性颈椎病的研究日益增多，也发现椎体序列不稳定会在头位快速活动时引起眩晕。

二、颈性眩晕的临床表现

1. 眩晕 颈性眩晕的最大特点是当头转动时引起眩晕发作。头转动主要是颈椎第 1～2 椎体的转动，椎动脉在此处穿过，当头转动时会挤压椎动脉引起脑供血不足而产生眩晕。眩晕可以为旋转性、浮动性或摇晃性，典型者可出现体位性头晕，眩晕可反复发作。

2. 头痛　椎基底动脉供血不足可使侧支循环血管扩张，引起头痛。枕部及顶部痛有时可放射至颞部，多为发作性胀痛和跳痛，严重时可伴面深部疼痛、恶心、呕吐、自主神经不稳的症状。易诊断为偏头痛。

3. 耳鸣　多为双侧性，约 1/3 的患者伴耳聋，多由内耳供血不足所致。

4. 视力障碍　常有复视、视力减退等，有时可突然出现弱视或失明，持续数分钟后视力恢复。多由于双侧大脑后动脉、大脑枕叶视觉中枢、第Ⅲ/Ⅳ/Ⅴ脑神经核及内侧束缺血所致。

5. 感觉障碍　有面部刺痛、耳周痛、口周和舌部麻木等，偶有幻听或幻嗅，暂时吞咽困难，刺激性咳嗽，手指感觉异常，上下肢无力等。

6. 猝倒　多在行走或站立时，头部过度后仰、转动时发生。发作前可无先兆，头部向反方向运动症状可缓解。猝倒前可感到下肢无力，但意识清楚，听力、视力及语言功能无异常，缓解后可恢复活动。

三、颈性眩晕的临床检查

1. 常规体格检查　主要是颈椎病的临床体征，枕外隆凸的外下方可有压痛点，棘突间及椎旁可有深部压痛。患侧项肌紧张、僵硬，颈部运动受限，以一侧为重，严重者可有颈项强直等。

2. 颈椎影像学检查

（1）X 线检查：是诊断颈椎损伤及某些疾病的重要手段，目前一般常用的为全颈椎正、侧位片，颈椎过伸过屈侧位片。注意：注意颈椎退行性病变不一定引起颈性眩晕。

（2）CT 检查：颈椎 CT 扫描能清晰显示颈椎各横断层面的骨性和软组织的结构，为颈椎病及颈椎损伤等诊断起到独特的作用。

（3）MRI 检查：分辨率更高，反映脊髓病变清晰可靠。

（4）椎动脉造影：椎动脉型颈椎病在颈椎片上可见椎体不稳及钩椎关节增生，必要时可做椎动脉造影检查，发现椎动脉扭曲和狭窄。

3. 椎动脉血流检查　利用多普勒超声技术测定血管内的血流方向、速度及血流性质。探头置于颈部胸锁乳突肌内侧气管旁，探到颈总动脉图像后,把探头稍向外移动,即可显示椎动脉颈段和第3～6颈椎椎骨段图像,测量最大血流速度,计算血流量。

颈椎病引起的椎基底动脉供血不足时,血流动力学异常发生率很高,主要表现为一侧血管内径变细,最大血流速度减慢和血流量减少,并可呈现血流速度、血流量的左右侧差别明显加大。

四、颈性眩晕的诊断要点

(1)颈性眩晕特点明显。多为头颅旋转时引发眩晕,常伴发头痛,可发生猝倒,有时伴自主神经症状。

(2)转颈诱发试验阳性。颈扭转到一定位置时出现眩晕或眼震,甚至一侧项痛、背痛、肩痛、臂痛或头痛。

(3)听力检查。纯音测听无典型曲线,老年人可有高频为主的听力损害。

(4)椎动脉血流异常。血管超声可发现患侧血流量减少,血流缓慢。椎动脉造影可协助定位,显示椎动脉扭曲、狭窄等。

(5)X线片显示椎体不稳、椎间孔狭窄、椎间隙变窄、骨刺形成、椎体前缘唇样突出及椎间盘突出等。但需注意的是,单凭影像学检查并不能诊断颈椎病,依据不同程度的退行性病变就"扣上"颈椎病的"帽子"是不恰当的。

五、颈性眩晕的治疗

颈性眩晕多与颈椎慢性退行性病变和椎体失稳有关,往往伴有局部创伤性反应和血管因素等,其中某些因素通过局部制动等有效措施会使症状消失;但骨质增生已形成时则病因难以去除,症状会持续较长时间。因此,要依据具体病程及病理改变采取不同措施,一般以保守治疗为主。

1. 牵引与制动 颈椎牵引能限制脊椎活动,解除肌肉痉挛,增大椎间隙及椎间孔,减轻椎间盘的压力。制动推压按摩法可使颈部肌肉放松、缓解、减轻椎间盘或骨赘对椎动脉的刺激。根据病情可以选择用围领、颈托或支架。

2. 推拿按摩　一般采用定点旋转复位法使患椎复位。手法推拿按摩时切记不可超越生理极限，操作手法要经过严格培训，用力过强或不当扭转会造成极其不良的后果。

3. 药物治疗　眩晕症状明显者须用药物治疗。可以选用改善椎基底动脉对脑干及内耳供血的药物；同时还可以用抑制眩晕的药物，如甲磺酸倍他司汀、盐酸氟桂利嗪等。老年人有心血管病时要同时治疗，伴有其他疾病时要给予治疗。

4. 手术治疗　当有明显颈性眩晕或猝倒，经非手术治疗无效，经椎动脉造影证实者，可考虑手术治疗。

六、预防措施

在颈性眩晕治疗的同时要提醒患者注意预防发作。

1. 保持头颈部正确姿势　要注意保持脊柱中立位，保证颈椎外肌肉的平衡，不要偏头、耸肩，看书或操作计算机时要正面注视，每工作一个多小时应按时做颈肩部肌肉的锻炼，或起身活动，如做工间操等。

2. 注意保暖　防止受寒，注意避免头颈部负重和颈部剧烈转动；乘车或运动时注意保护颈部，避免急转弯或急刹车时突然转颈。

3. 适度按摩　谨遵医嘱治疗，因为不正规的按摩会造成局部组织粘连，加大以后的治疗难度；不当的按摩可加重病情，有导致截瘫的危险。

（刘　博）

第十六章

运 动 病

一、定 义

运动病是人体受不适应的运动环境或其中的不习惯因素刺激所致的一组以前庭自主神经反应为主的症候群。初期常表现为头晕、胃部不适、唾液增多，继之全身乏力、恶心、怠倦思睡、出冷汗、面色苍白、表情淡漠，直至呕吐，甚至发生全身衰竭。因诱发环境和运载工具的不同而有不同的名称，包括晕机病、晕船病、晕车病、航天运动病、模拟器病等。

二、诊 断

（1）处于运动等环境下，表现以恶心、呕吐为主，并伴有面色苍白、出冷汗等运动病的典型症状。

（2）脱离运动环境后，症状可逐渐减轻，直至消失。

（3）前庭自主神经稳定性检查表现为稳定性降低。

（4）排除由前庭、视觉、中枢等病变引起的类似情况，即继发性运动病。

三、临 床 检 查

（1）前庭眼动反射检查正常或较强（亢进）。

（2）前庭自主神经稳定性检查（如科里奥利加速度耐力检查、四柱秋千检查）表现为加速度耐力下降、前庭自主神经稳定性降低。

（3）若检查发现前庭功能异常和（或）视觉、中枢相关病变，应考虑继发性运动病。

四、治　疗

本病主要在于预防，若出现运动病症状后再采取措施，效果常不十分理想。

（一）药物预防和治疗

1. 抗胆碱药物

东莨菪碱：口服 0.6～1mg，提前 0.5～1 小时服用。

盐酸苯环壬酯：口服 2～4mg，提前 0.5～1 小时服用。

2. 组胺 H_1 受体阻滞剂

茶苯海明（由苯海拉明和氨茶碱结合而成）：50～100mg，提前 0.5 小时服用。

异丙嗪：25mg，提前 0.5 小时服用。

3. β 肾上腺素受体激动剂

麻黄碱：25～50mg，口服，常与异丙嗪合用。

苯丙胺：5～10mg，口服，常与异丙嗪合用。

4. 钙通道阻滞药

桂利嗪：30mg，口服。

5. 复方制剂　联合用药效果较单一药物效果理想，因此目前多主张联合用药。

东莨菪碱 0.6mg+右苯丙胺 10mg。

异丙嗪 25mg+麻黄碱 50mg。

东莨菪碱 0.6～1mg +非拉明 10～20mg。

氢溴酸东莨菪碱 0.2mg +茶苯海明 50mg。

（二）中医药

生姜、薄荷、半夏、苏梗、天麻、洋金花、银杏、花椒等中药材对运动病具有一定的效果，按压内关穴、足三里、耳穴等穴位，气功调节均有缓解运动病症状的作用。

（三）习服练习

可通过反复乘坐交通工具或采取前庭锻炼体操、前庭功能锻炼专用器材（如转椅、秋千等）进行前庭习服，增强对运动病的抵抗能力。

（四）运动病易感性预测及特殊职业人员选拔

对于从事航空航天飞行和航海等作业的特殊职业而言，进行运动病易感性预测、避免易患运动病人员从事相关工作是非常必要的运动病防护措施。常用的方法有病史调查、生理倾向检测、心理倾向测验、适应性观察、诱发试验和作业环境中检测等。

（五）其他

如乘坐交通工具时限制头部活动，降低环境噪声，通风保持空气清新，闭眼或坐在视野开阔的位置，乘坐前保持充足的睡眠休息、清淡饮食等均可减轻运动病症状。

（贾宏博）

第十七章

眩晕疾病的外科治疗

在临床上，引起眩晕的疾病很多，就接受外科治疗而言，可以把与耳源性相关的疾病分为：①必须手术治疗类；②择期手术治疗类。所谓必须手术治疗类，指此类疾病的治疗以手术为首选。所谓择期手术治疗类，指此类疾病的治疗以药物为首选，药物治疗无效，严重影响生活质量者，接受手术治疗。

第一节　必须手术治疗类

一、耳硬化症

1. 定义　耳硬化症是一种原因不明、原发于骨迷路的局灶性病变，在骨迷路包裹内形成一个或数个局限性的、富于血管的海绵状新骨，替代原有正常的骨质，新骨再骨化变硬。5%～20%的患者出现眩晕。

2. 诊断

（1）非对称性进行性传导性聋。

（2）听力图出现卡氏切迹。

（3）鼓膜 Schwartz 征、Gelle 试验阴性。

（4）CT 显示骨迷路包囊，两窗区或内耳道壁上有局灶性硬化表现。

3. 手术适应证

（1）临床符合耳硬化症诊断标准。

（2）临床以顽固性眩晕为主要表现，排除其他疾病。

4. 手术方法　镫骨切除术，条件合适的患者可同时进行人工镫骨听力重建。

二、脑桥小脑角区病变

1. 定义 脑桥小脑角区病变是指位于脑桥小脑角区（脑桥、小脑、内听道区）的病变，包括听神经瘤、先天性胆脂瘤、脑膜瘤等，眩晕往往为其疾病的表现。

2. 诊断

（1）单侧耳感音神经性聋，少数为双侧。

（2）听性脑干诱发电位提示蜗后病变。

（3）CT 或 MRI 提示颞骨岩部及脑桥小脑角区占位性病变。

3. 手术适应证 临床检查发现脑桥小脑角区病变，患者全身状况无手术禁忌证。

4. 手术方法 当诊断明确后，医生可以根据病情选择不同的路径到达脑桥小脑角区，去除病变。经典的途径包括经颅中窝路径、经迷路径、经乙状窦后路径、经枕下路径等。对于部分听神经瘤患者可以根据病情选用伽马刀治疗。患者术后眩晕症状通过康复训练、中枢代偿而改善。

三、迷 路 瘘 管

1. 定义 迷路瘘管是外部因素（外伤、手术）和内部因素（胆脂瘤、肿瘤）引起半规管部分损害，形成瘘管，导致骨迷路与外界相通，患者出现眩晕症状。

2. 诊断

（1）明显眩晕症状。

（2）与产生眩晕症状相关的、明确的外伤史或手术史。

（3）检查发现中耳胆脂瘤或肿瘤。

（4）眼震电图发现自发性眼震和位置性眼震。

（5）瘘管试验阳性。

3. 手术适应证 迷路瘘管诊断成立，患者出现顽固性眩晕。

4. 手术方法 手术探查，进行瘘管封闭，同时解决可能伴有的面瘫、胆脂瘤或肿瘤。

四、上半规管裂综合征

1. 定义　由于上半规管位于颅底处的骨壁出现裂隙、缺损，由强声刺激，外耳道、颅内压力改变诱发的发作性眩晕称为上半规管裂综合征。

2. 诊断　参见"上半规管裂综合征"节。

3. 手术适应证　诊断明确；无中耳感染。

4. 手术方法　经颅中窝路径行上半规管裂修补术。

第二节　择期手术治疗类

一、梅 尼 埃 病

1. 定义　梅尼埃病是一种原因不明、以膜迷路积水为主要病理特征的内耳病，临床表现为发作性眩晕、波动性耳聋、耳鸣和耳胀满感。

2. 诊断　参见"梅尼埃病"章。

3. 手术适应证

（1）手术只适用于一般治疗、药物治疗无效，又丧失工作能力者。

（2）局限于单侧耳病变。

据统计梅尼埃病约只有 5% 的患者在手术治疗范围。

4. 手术方法　分为破坏性、半破坏性和保守性 3 种类型。

（1）内淋巴囊手术：通过乳突入路暴露内淋巴囊，切开并引流。内淋巴囊引流术中切开内淋巴囊后，根据是否放置分流管分为内淋巴囊减压术和内淋巴囊引流术。有研究表明，内淋巴囊引流术中切开内淋巴囊后是否放置分流管不影响疗效。主要选择保守治疗 1 年以上，频繁发作，单耳病变，病耳有实用波动听力，甘油试验阳性者，但有文献报道称此为安慰性治疗。

（2）鼓室注入庆大霉素：又称为化学性迷路切除。主要选择保守治疗 2 年以上，频繁发作，单耳病变，患耳重度感音神经性聋。谨记：庆大霉素无论"披上"什么样的"外衣"，它还是耳毒性药物；鼓室注入庆大霉素治疗梅尼埃病的应用机制研究较少，因为鼓室、内耳、颅内有着密切关系，潜在的、长期的损害效应仍在探讨中。

（3）半规管填塞术：通过乳突入路暴露后半规管，外淋巴腔开放后，可选不同材料填满半规管管腔，并将膜半规管紧压在一侧骨壁上。研究表明，约 1/3 的患者术后伴有不同程度的听力减退。术中避免内外淋巴混合、面神经损伤、脑脊液漏，术后避免外淋巴瘘非常重要。

（4）前庭神经切断术：医生可以根据病情选择不同的路径到达内听道，暴露并切断前庭神经。一般认为是治疗顽固性梅尼埃病的最后选择，辨别并完全切断前庭神经、保留听力、保护面神经、防止颅内并发症为手术关键。

（5）人工前庭植入：人工前庭装置是一种前庭神经刺激器，人工前庭植入是将电极经过半规管途径至外淋巴空隙靠近壶腹神经处，将收集的人体外周信号转换为电信号刺激前庭 Scarpa 神经节建立前庭通路，恢复或部分恢复植入侧前庭功能。此术目前在临床并未实际开展，但已成为单侧或双侧重度前庭功能损害患者康复的希望。

二、良性阵发性位置性眩晕

1. 定义 指头位快速移动至某一特定位置时激发的短暂眩晕与眼震。前庭康复治疗（手法复位）为本病的首选。

2. 诊断 参见"良性阵发性位置性眩晕的诊治"章。

3. 手术适应证 诊断明确后，采用相对应的手法复位治疗，大部分良性阵发性位置性眩晕可以完全治愈。手术用于顽固性良性阵发性位置性眩晕病程在 1 年以上，保守治疗无效，严重影响工作、生活的患者。必须排除其他疾病引起的位置性眩晕。

4. 手术方法

（1）后壶腹神经切断：术中防止损伤蜗窗膜、面神经等重要结构。

（2）后半规管阻断术：术前明确良性阵发性位置性眩晕类型，Dix-Hallpike 试验阳性。

（蒋子栋）

第十八章

前 庭 康 复

英国耳鼻喉科医生 Terrance Cawthorne 最早倡导通过锻炼治疗前庭疾病。1945 年，Cawthorne 和 Cooksey 制定了一系列的锻炼方案促进中枢代偿和习服。但在此后的 25 年这一领域几乎没有进展。1972 年，McCabe 首次提出前庭锻炼是减轻眩晕最有用的工具。他倡议对患者进行教育，并认为这是非常重要的，通过适当的刺激使大脑克服前庭功能丧失的影响。1980 年，Norre 和 De Weert 根据前庭习服的理论，提出一种针对外周前庭疾病的治疗计划。1984 年，英国 Magaret Dix 医生积极倡导前庭康复的理念，并认为鼓励、调动患者的内在动力和患者教育是治疗成功的关键。此后，现代前庭康复的理念得到了推广。

第一节　前庭康复的原理

如果外周前庭系统不对称，且疾病是稳定、非波动性的，中枢神经系统能够调整并恢复其对称性。而中枢前庭系统的病变，这种作用弱很多。这种调整过程即前庭代偿，这个过程可使前庭症状减轻，前庭代偿是前庭康复练习的理论基础。

一、外周前庭病变的静态代偿

急性前庭病变的眩晕通常伴有眼震和自主神经症状，如恶心、呕吐。开始时固视并不能抑制眼震和眩晕。此时，也并不能说明为中枢神经系统疾病，只是反映前庭神经急性病变时双侧前庭兴奋性的明显差异。眼震强度在没有固视抑制时增加。随着外周前庭病变静态期代偿的开始，主观症状明显减轻，眼震逐渐消失，开始是前庭核紧张性静息电位的再平衡。这些改变可以减少两侧次级神经元紧张性发放的差异。病变24～72 小时后，剧烈的眩晕和呕吐症状就可缓解。然而，患者仍有明显的平衡障碍，因为前庭系统对前庭传入的正常头部运动刺激不能产生适当的反应。因此，在剧烈的眩晕控制后，运动激发的眩晕还会存在，直至动态代偿完成。

二、外周前庭病变的动态代偿

为了消除前庭病变后持续的平衡障碍和运动诱发的眩晕，前庭系统必须调整头动，使其反应准确。动态代偿期是通过脑干和小脑通路的再组织实现的。该过程较静态代偿缓慢，一般要求对头动和姿势控制程序重新调整。这需要对凝视稳定性和姿势控制系统都有刺激。同侧前庭核对对侧前庭神经发放改变的反应是联合纤维通路作用的结果，使前庭系统在只有一侧前庭工作的情况下，中枢前庭系统仍能产生反应，这对于如前庭神经元炎或前庭神经切断等广泛的病变和前庭破坏性手术后功能恢复至关重要。动态前庭代偿主要有下述 3 个方面的内容。

（一）适应

适应是头动激发的凝视稳定性反应的长期改变。诱导适应的神经信号主要是视网膜上的视觉影像发生视网膜滑动产生的。这一现象的基础是前庭-眼反射异常，头动后感觉物体在运动，而实际上视觉环境是稳定的。这样所产生的错误信号可以引起前庭-眼反射发生即刻和长期改变。全视野刺激也可能对该过程有利。这种视网膜滑动产生的适应依赖于适应形成的环境，使得机体对不同频率、不同方向及眼球在眶内的位置和视靶的距离通过头动加以调整。这说明前庭适应过程的复杂性，以及在代偿完全时仍会有残留症状。前庭适应也可改善姿势稳定性，这是通过减少振动幻视对姿势控制的影响实现的。一侧或双侧前庭功能丧失的患者，均可通过采取一些运动策略增加头动时的凝视稳定性。除通过中枢神经系统实现前庭-眼反射恢复外，也可发生一些行为改变和感觉替代。

（二）习服

习服是反复接触有害刺激后反应长期下降的现象。习服依赖于形成的环境，不能从一种头动推广到另一种头动。该机制对于很多头动敏感或视觉环境运动敏感性疾病非常重要。外周不对称性是这些症状的一个共同原因，其他常见的原因尚有中枢病变、焦虑和偏头痛。习服很快，也很准确，但中枢系统要求传入的一致性。因此，前庭病变不稳定就不能代偿。适应和习服的主要目标是产生静态和动态的凝视稳定与姿势稳定。但凝视稳定和姿势稳定的反应频率范围不同。为了达到凝视稳定，从静止（无运动）到高达 10Hz 的头动都能很好地执行功能。

（三）感觉替代

除了适应和习服，动态代偿另一关键的部分是感觉替代。感觉替代是采用另外的策略来维持凝视和姿势控制，以替代丧失的或受损害的感觉功能。例如，双侧前庭功能丧失的患者主要依赖视觉和（或）本体感觉维持姿势稳定性。虽然这些机制在治疗时建立，但是很多患者在就诊前可能通过尝试和调整已经建立起一些替代。感觉替代虽然有用，但在一些环境下还有可能出现适应不良，如过度依赖视觉，不能应用本体感觉和残留的前庭传入维持在暗环境的平衡（在黑暗中站立和行走）。除常见的视觉和本体感觉传入外，前庭功能丧失的情况下可能有用的机制还包括：①颈-眼反射的激活（该反射在正常人并不活跃）；②利用平稳跟踪系统和扫视。一侧和双侧前庭功能障碍患者利用矫正性扫视调整头动后前庭–眼反射诱发的眼动减少。头动可以促进中枢代偿过程的开始阶段，不活动可造成代偿延迟。已经存在的或共存的中枢前庭功能障碍也会妨碍代偿。控制急性眩晕症状的药物，如美克洛嗪、东莨菪碱和苯二氮䓬类药物可引起镇静和中枢抑制。尽管这些药物在开始时可以缓解急性迷路症状，但对中枢代偿有副作用，特别是长期应用可导致前庭代偿延迟。此外，慢性焦虑或其他精神疾病也可延迟或中断代偿过程。

中枢代偿非常可靠，但有时也很脆弱。即便完全代偿后也会由于失代偿而偶尔再现症状。如果一段时间活动过少、过度疲劳或其间患病都可诱发失代偿。症状复发并不意味着有正在出现的或新近出现的迷路功能低下。中枢代偿的特点决定了避免激发眩晕的运动和体位，以及传统处方的前庭抑制性药物可能是不当的。由于功能恢复的刺激可能是反复接触运动产生的感觉冲突，一旦严重的急性期症状消失，患者应该停用抑制性药物，并鼓励其积极锻炼。多数患者恢复快且近乎完全恢复，也有一些患者前庭功能障碍症状持续存在，这些患者应行前庭康复治疗。

第二节　前庭代偿的评价

一、临床病史

眩晕与平衡障碍诊断评价最重要的部分是完整的神经耳科学病史。平衡功能检查结果必须综合症状和病史进行解释。一般情况下，收集的信息应包括症状的开始、症状特点、症状的进展、典型发作的性质和持续时间、易患因素和用药情况等。应注意焦虑、抑郁和对药物过度依赖的影响。必须进一步了解眩晕与平衡障碍产生的功能障碍的程度。就诊时仍有症状说明代偿不完全。然而，需要确定这些持续存在的症状是波动性迷路病变的结果还是前庭病变未代偿。对于不稳定病变，由于中枢系统代偿不能对变化的系统发生反应致代偿难以实现。不稳定病变的症状有自发性的特点，而对于稳定病变的失代偿，症状主要是由头动或眼动诱发。对于后者，最应以前庭康复作为主要的治疗方法。前庭不稳定病变患者可以把前庭或平衡康复作为治疗的一部分，而不应作为主要的治疗手段。询问病史的主要目标之一是确定代偿尚未完成的原因。很多情况下，规避引起眩晕的运动和体位可以引起稳定病变代偿不全。此外，有其他疾病共存，如同时有偏头痛或焦虑，也可引起前庭代偿不全。

二、前庭功能检查

平衡功能研究的首要目的是确定病变的侧别，着眼于感觉传入成分、运动输出成分或产生这些症状的神经通路。其次要以整合的方式评价利用感觉传入系统的功能状况，这包括摆动前后姿势的维持和凝视过程中头-眼的协调性。最后评价代偿的程度。用于确定前庭病变的范围和部位的检查不能预测前庭症状的类型、症状的严重性或功能障碍的程度。因此，除前庭功能检查外，还应进行这些方面的评价。尽管眼震电图、转椅检查和姿势控制等特异性检查项目对代偿的状态提示很有限。一般检查所获得的信息与静态代偿的关系比与动态代偿的关系更为密切。自发性眼震、位置性眼震和（或）传统眼震电图的优势偏向都可作为眼动控制生理性代偿失败的证据。转椅检查可在很宽的频率和加速度范围内刺激水平半规管及其传入。尽管这是一种生理性而非功能性评价，它可以提供有关前庭-眼反射的信息，弥补常规眼震电图的不足。总体上，尽管眼动的相位或振幅可以提供关于外周前庭功能障碍的证据，但并未阐明中枢神经系统代偿的问题。另外，向右或向左旋转产生的持续的慢相眼速的不对称，提示外周病变未代偿。动态姿势图可提供关于平衡系统功能的信息，其他前庭功能检查不能替代。动态姿势图的感觉组织检查是一种功能检查，而非病变定位。在几种检查状态下，测量姿势摆动度数，用以确定患者是否能够利用视觉、前庭觉和本体感觉系统维持稳定的姿势。通过识别利用一种或几种感觉传入信息障碍，来定量评价功能代偿异常的情况。在有运动诱发的症状，转椅检查发现明显不对称或有病理性眼震的患者中，感觉组织检查正常者并不少见。相反，姿势控制异常，说明功能代偿不佳，而前庭功能检查提示已有部分代偿。动态姿势图的运动协调性检查可评价对姿势动摇反应的中枢神经系统的运动传出，异常有助于解释感觉组织检查的结果，特别是本体感觉和前庭功能障碍的模式。

　　总之，前庭康复治疗主要依据患者的症状。前庭康复治疗的主要指征是与头或视觉运动激发的症状，以及平衡、步态功能障碍。动态姿势描记可以定量说明患者在平衡三联中各系统的异常程度，可辅助设计个体化的前庭康复训练计划，并进行动态监测。转椅检查发现有前庭-眼反射缺陷，支持通过适应性练习改善增益并且因此改善功能。如果患者功能改善不明显，可以复查眼震电图和（或）转椅检查，用以确定前庭系统是否发生新的变化而影响康复效果。

第三节　前庭康复患者选择标准

一、前庭康复作为主要治疗

前庭康复可作为老年人群出现的以多因素的平衡障碍为特征的疾病主要治疗方法。利用非个体化的治疗方案如 Cawthorne 练习治疗 BPPV已有很长的历史，也非常成功。但很多患者因 Cawthorne 练习过于剧烈，经常会引起严重的前庭症状，有时伴恶心和呕吐。BPPV 非个体化练习是 Brandt-Daroff 练习，另一种治疗管结石症的方法是颗粒复位法。如果这些方法不能使眩晕缓解，应该让患者接受个体化的治疗方案。前庭康复治疗主要用于一侧稳定的外周或中枢神经系统功能低下，而自然的代偿过程又不完全的患者。如果患者没有进行性或波动性病变，前庭康复治疗会取得满意的疗效。对于多数稳定的前庭疾病患者，长期应用前庭抑制剂没有意义。但是，在前庭病变的急性期或在康复治疗的开始，前庭抑制剂可以减轻患者的症状，使患者能够进行所需要的练习，从姿势控制练习和个体化的训练中获益。在康复训练过程中，患者应多与医生交流。为了康复锻炼的安全性，可应用一些辅助设备。

二、前庭康复作为辅助性治疗

前庭康复在几种疾病中可作为辅助治疗方法，如听神经瘤切除术、迷路切除或前庭神经切断及梅尼埃病化学性迷路切除术后，选择性的前庭康复可使手术的效果达到最佳。不稳定前庭病变破坏性手术后，疗效不满意可能是术后代偿不完全或者是代偿延迟。应鼓励患者在术后早期进行个体化的前庭康复治疗。由于头颅外伤除了影响外周前庭外，通常也影响到认知和中枢前庭功能，前庭康复最好作为多学科综合治疗的补充。与此相似，焦虑症患者通常会寻求治疗不明确的前庭症状，在评价后，前庭康复可作为辅助治疗手段。如果焦虑症状较轻，前庭康复可以作为与恐惧症暴露治疗相似的行为干预治疗。如果焦虑症状明显，也可进行精神病学干预。偏头痛性眩晕在采用其他治疗的同时也可辅以前庭康复治疗。如果梅尼埃病发作少，或梅尼埃病已停止发作，康复治疗预后较好。

三、前庭康复作为尝试性治疗

医生常常不能确定患者的主诉症状是由于前庭病变代偿不佳还是前庭功能不稳定引起，可尝试应用前庭康复技术来辅助诊断。前庭康复无效，说明该疾病可能为不稳定的或进行性病变，患者可以接受适当的手术治疗。这种方法尤其适于外淋巴瘘患者。在外淋巴瘘诊断确定之前，应在康复治疗无效后行手术探查，除非有影响听力的危险。这种情况特别适用于自发性外淋巴瘘且诊断有争议的患者。

四、前庭康复可能无效的患者

患者的症状如果是严格的自发性、间断性和发作性的，如梅尼埃病的症状，前庭康复治疗可能无效。如果没有激发运动或体位可以引发症状，且在评价时没有姿势控制的异常，患者最好采用药物或手术治疗。但是，这类患者也应鼓励其保持积极活动，改善身体的一般状况。

第四节 前庭康复的常用技术

前庭康复目前已作为很多眩晕和平衡障碍患者主要的治疗方法。前庭康复训练计划有两个目标：促进中枢的前庭代偿过程，减轻静态和动态症状并改善前庭-眼反射功能；改善静态和动态平衡功能与步态，可能与中枢代偿无关，但可作为康复锻炼的第一个目标。为了达到这一主要目标，有很多技术可用。每项治疗都有各自的目标，并非每个患者要进行所有的锻炼。

一、适应性练习

主要目标是改善前庭-眼反射增益和伴随的凝视稳定性异常，这种异常在前庭-眼反射检查中可以发现缺陷并可出现头动诱发的症状。前庭-眼反射缺陷包括冷热试验反应不对称、转椅检查时间常数异常等。头-眼协调运动称为前庭-眼反射注视练习,能够改善前庭-眼反射增益和功能。

二、习服练习

对有位置性眼震的患者,治疗的主要目标是在代偿不完全的情况下消除残留的病理反应。应先明确患者激发症状最明显的体位,为患者提供渐进式的、简单易学的练习计划。这些练习计划一般每天进行 2 或 3 次,持续时间和重复次数取决于症状的严重程度,开始练习时症状会加重,但是随后逐渐减轻。在治疗结束时会出现短暂的习服。如果患者坚持练习,多在 4～6 周后眩晕明显减轻。适应性练习和习服练习有明显的重叠。习服练习也可用于降低视觉运动敏感性。

三、替代练习

这种练习是让患者应用替代性策略和感觉传入补偿有缺陷的或完全缺失的功能。多少视觉或本体感觉可以替代前庭系统的功能缺陷或多少前庭信息可以替代本体感觉信息是有限度的。这种限制主要是由于各种传入频率范围和各种运动与感知传出功能的差异影响。替代尽管有局限性,但可通过中枢预编程改善凝视稳定性和姿势控制。

四、姿势控制和步态练习

如果功能评价发现姿势控制异常,运动处方中应着重加以处理。设计训练计划针对纠正重心支撑点的不对称性、重心的灵活性受限和感觉传入选择问题。例如,若患者有准确的视觉信号却仍然依赖本体感觉传入,治疗计划中应包括在厚垫子上的练习,并分别在睁眼和闭眼情况下练习。静态平衡只是治疗的一个方面,应联合其他复杂的运动,如迈步跨过物体或同时进行左右或上下头动。也可要求患者在不同的支持面练习行走,如有弹性的软垫或不规则的沙砾场地。这些活动的目的是增强日常活动的稳定性。双侧前庭功能低下的患者应进行感觉替代练习。这些练习包括在不同亮度的房间内步行,改善本体感觉,在不同难度的支持面练习平衡以促进视觉替代。

五、一般性练习和维持活动

眩晕和平衡障碍的患者常常会减少活动，这种情况可致功能障碍和功能恢复的延迟。因此，所有接受个体化治疗的患者，都要建议其同时进行与其年龄、健康状况和兴趣相匹配的一般性练习。对于多数患者，至少应包括一个循序渐进的步行练习，包括慢跑、踏车、有氧运动或自行车运动。一些需要眼、头和身体运动相互协调的活动，如高尔夫球运动、保龄球运动、手球运动或网球运动也可向患者推荐。在水中，由于相对失重，常有定向力障碍，游泳要慎重。

六、初始结果的维持

患者完成开始阶段的治疗后，应评价和调整患者的练习计划。剔除不再引起症状的练习，代之以开始未选用的项目。这样的过程一直持续到功能改善并进入平台期。此后，患者应进行维持性练习，保持练习结果的稳定性。维持性练习包括一般性练习和姿势控制活动。如果症状再度出现，重新开始练习。累及小脑的中枢神经系统病变，应进行持续积极的练习计划。

七、患者教育的作用

平衡障碍患者在治疗过程中应了解疾病的相关知识，应纠正一些错误的信息。其中，支持性作用对于预后不好的患者尤为重要。受过良好教育的患者较易理解前庭功能障碍的特性和前庭康复的原理，他们能够理解这些方法是单纯的治疗技术，在康复治疗中可采取更加积极主动的态度。

八、前庭康复的结果预期

前庭康复治疗对术后一侧前庭功能丧失的患者非常有益，对稳定的一侧前庭病变如前庭神经炎和迷路炎疗效相似。管结石症应用颗粒复位法治疗。习服练习也有相似的结果，但不能立即缓解症状。双侧前庭病变患者用前庭康复治疗可明显改善行走的速度、姿势稳定性和站立前倾的距离。对有多种感觉缺陷的老年人，平衡康复尤其重要。有时医生要仔细向患者解释、推荐强化练习并应用辅助设备。

下列疾病前庭康复的预后较差：严重的双侧前庭外周病变、头颅外伤后前庭中枢-外周联合病变、头痛综合征和已有长期的功能障碍。若偏头痛或焦虑是主要症状，前庭康复与原发病共同治疗效果较好。尽管一些老年人有多种感觉功能障碍，康复缓慢，但仍然有益。应用前庭抑制药将延缓前庭代偿的过程。如果药物为治疗所必需，可以继续应用，以减轻前庭康复治疗时的症状，这些药物对最终的治疗结果无明显影响。

第五节　前庭康复的临床方法

一、一侧前庭功能丧失的治疗

一侧前庭功能正常，另一侧前庭功能低下或丧失的患者一般采用适应性治疗。适应性治疗的目标如下：促进前庭核团张力性失衡的再平衡；减轻与头动相关的症状；通过改善眼动能力增加凝视稳定性；通过感觉整合训练增加姿势稳定性。

二、双侧前庭功能丧失的治疗

双侧前庭功能丧失的治疗的设计是基于这样的假设，对头动没有残余的外周前庭反应和没有前庭-眼反射功能。无前庭-眼反射功能的患者应采用替代治疗。替代治疗的目标如下：①前庭功能丧失时，增强替代性感觉传入的应用，如视觉和本体感觉信息；②通过加强眼动能力和颈-眼反射能力，增强替代性凝视稳定性；③教会患者识别替代性感觉信息不能获得和不可靠的情况；④提供关于预防倾倒的方法，减少倾倒的危险。

　　还有一类患者，常规的前庭功能检查正常，以高于常规检查的头速测试时无前庭-眼反射缺陷。高频转椅检查才能发现异常，多表现为快速头动后的视物模糊或转身后失衡，尤其是向几乎代偿的患侧。一般认为，这类患者在很大程度上已经获得中枢适应和代偿。这些患者练习可选择凝视稳定性练习或眼-头协调练习。这些练习也适于确诊的一侧或双侧前庭功能丧失的患者，同样适于 BPPV 治愈后残余平衡功能障碍的患者。

三、倾倒的预防

　　虽然经过了前庭康复治疗，前庭功能丧失的患者仍然有很高的倾倒风险，特别是没有视觉和本体感觉信息或两者不可靠时。倾倒是与老龄化相关的一个最严重的问题，统计学方面的数据很惊人。据估计，$1/3 \sim 1/2$ 的 65 岁以上的老年人至少有过 1 次倾倒。事实上，倾倒是老年人外伤最重要的原因。美国每年就有 20 万老年人因倾倒导致髋骨骨折，其中 1/4 的患者不能恢复到原先的运动灵活性，并可能因此永远改变患者的生活。

　　倾倒的高危因素很多，包括外周神经病变、直立性低血压和短暂性脑缺血发作等，这些因素都可能增加倾倒的危险。最常见的原因是视觉、前庭和本体感觉向大脑传递的有关平衡和运动信息的效率降低。老年人一般视力下降，他们需要更亮的光线去看清周围的环境，同时对眩目的光线的耐受性也变差。老年人需要更长的时间去适应光线的明暗变化。这意味着，老年人维持平衡的作用下降。很多情况下，老年人反应时间延长。年轻人在绊倒或滑倒时可以很快反应并及时控制好自己；老年人反应慢，待要应对时，已经超出了稳定的限度，出现倾倒。

　　随着年龄的增长，肌肉的体积和力量都将下降。为了维持平衡，或从失衡中恢复平衡，必须有足够的腿部力量去"拉回"自己或回到直立的体位。此外，由于循环系统疾病，下肢感觉功能减退，很多老年人在站立时身体容易倾倒。

四、一般治疗与个体化治疗

Cawthorne-Cooksey 前庭训练在过去用于前庭疾病的标准化治疗，但是，强化的个体化治疗比普通治疗有效。慢性前庭疾病患者在进行个体化的康复治疗后 84% 可以完全恢复或症状明显改善，而普通治疗组只有 64% 的患者可以达到这种疗效。个体化治疗组各项平衡功能明显改善，而普通前庭锻炼组只在站立平衡方面改善明显。如果患者在专业理疗师的指导下进行更为严格的训练，疗效更佳。

尽管前庭康复的观念得到越来越多的认同，但要得到前庭康复治疗还是不容易的。目前的主要问题是患者难以找到前庭康复机构。患者定期参加指导需要耗费时间，因此患者的依从性较差。如果对患者实施家庭康复训练计划，依从性可能会好得多。为患者准备文字性指导材料和视频资料供其在家练习时参考较为理想。患者服用前庭抑制剂、抗抑郁药、镇静剂和解痉剂等代偿的时间要延长很多。

五、治疗结果的评价与治愈标准

结果评价分为两大类：客观功能情况和患者的自我感觉。客观功能情况可用旋转检查增益、头动时视敏度或者姿势图姿势稳定性来评价。尽管这些指标对判断有效性有其适用的一面，但可能与现实中患者功能的改善相关性较差。患者自我感觉评价虽然主观，却针对了最重要的问题——症状。决定是否结束治疗应视治疗开始设定的目标及患者主观上功能的改善情况而定。

治疗前获得的评价数据非常重要。这些主观、客观结果可在治疗时或治疗后获得，并可进行比较。前庭康复能明显改善眩晕障碍量表（dizziness handicap inventory，DHI）中的功能和躯体症状项，而对情感亚项得分影响不明显。

第六节　前庭康复的局限性

平衡是一种多感觉功能的表现，因此在设计前庭康复计划时必须考虑到任何一种感觉系统受损都可影响前庭康复的结果。在向患侧快速转头时，前庭-眼反射损害可持续存在。一侧迷路切除数年后，向患侧快速头脉冲活动时前庭-眼反射的增益仍明显低于正常侧。很多代偿良好的患者，当头动频率超过 2Hz 时，没有有效的策略去矫正视网膜滑动，这是症状持续存在的原因。

一、不稳定病变

前庭不稳定病变的康复效果不佳。不稳定病变包括梅尼埃病和外淋巴瘘等疾病。中枢神经系统适应性的建立依赖前庭核团的稳定的不对称性。如果梅尼埃病发作不频繁，前庭康复治疗还是有帮助的（如发作间期数周）。但每次发作后都要进行强化治疗。有时可采用破坏性的方法使病变稳定，此时应尽早开始康复治疗。

二、小脑功能障碍

小脑卒中或退行性变可抑制前庭康复。前庭-眼反射的张力性再平衡和增益的提高依赖小脑的可塑性。若小脑功能障碍，适应性过程将变得缓慢，并受限制。中枢神经系统异常（如脑血管意外），如果病变未发生在前庭通路上，对前庭代偿可无影响，但这些患者需要更长时间的康复。此外，前庭或中枢抑制性药物也可引起小脑功能障碍，这些药物是通过抑制前庭核活动和小脑反应来减轻不对称性的。

三、中枢病变的前庭康复治疗

中枢病变的患者可长期存在姿势不稳。长期以来，人们认为针对中枢病变引起的前庭功能障碍患者采取的前庭康复效果差而被排斥在大多数前庭康复的研究之外。由于适应的过程发生在小脑和脑干，这些中枢区域的损害可能限制了前庭适应，不利于前庭损伤后整体功能的代偿。

尽管混合性中枢病变前庭治疗需要的时间更长，预后仍满意。小脑病变者的前庭康复仍可改善姿势稳定性、凝视稳定性和平衡功能。

四、视觉、骨骼肌和认知缺陷

视力下降及下肢力量和感觉减退在老年人群并不少见。如果患者视觉和本体感觉功能减退，潜在的感觉替代将受限制。双眼视觉对深度知觉和相对运动的视觉反馈意义重大。单眼视觉或视力不对称也不少见，特别是接受白内障手术的患者。放大镜可导致前庭-眼反射增益的改变。患者使用不同的透镜时可引起放大倍数的改变，这可引起振动幻视和视觉障碍。使用双焦距眼镜时，由于不断改变眼镜的放大倍数，可能会阻碍前庭-眼反射增益的改变。正常人对于不同的距离会有不同的前庭-眼反射增益，戴双目镜对多数前庭病变患者不构成障碍。为了最大限度地恢复前庭-眼反射，需要视网膜滑动的视觉刺激。视觉受损的患者，治疗时可能看不清视靶。视觉剥夺可阻碍水平前庭-眼反射功能的恢复。

如果患者有外周神经病变，或由于外伤导致下肢无力，可能会限制本体感觉的反馈。运动中肌肉控制是保持平衡的重要一环。当肌力、运动范围和耐力受损时，平衡功能就会受影响。特定的骨骼肌无力，可导致特定的平衡障碍。老年人肌肉质量下降近50%，腿部的力量是有效利用踝关节策略所必需的。踝关节背屈下降会减小向前稳定性的范围，髋关节伸肌和外展肌无力会损害平衡维持的髋关节策略。当患者出现骨骼肌无力时应加强力量练习。

与年龄和头外伤相关的认知缺陷也是治疗成功的障碍。很多患者的功能障碍可能不仅仅是单纯的平衡或前庭功能缺陷。前庭康复治疗可作为头外伤后全面、多学科治疗计划的辅助治疗。如果患者遵从前庭康复练习的指导，无疑会对其功能的恢复产生积极的影响。

五、患者的依从性

患者的依从性是前庭康复治疗成功的关键。很多建议行康复治疗的患者未参加治疗，大多是因为对康复治疗不感兴趣，缺乏对前庭康复治疗的动力和信心。如果医生不接受前庭康复的理念，可能会加剧患者的这种态度。因此，必须加强门诊咨询，提高患者的治疗依从性。

第七节　前庭康复训练

前庭康复要减少不平衡感，改善头动过程中的视物模糊现象，提高患者整体状态，减少患者与社会的疏离程度并最终使患者回归正常社会活动。应根据患者的心理状态及病前活动水平，制订康复计划。同时，患者需要填写评价量表以确定基线表现，便于后续动态观察前庭康复训练的效果。前庭康复训练演示视频可通过扫描本书封底二维码获取，具体的训练请在专业人员的指导下完成。

一、头动敏感习服练习

前庭习服练习可用于治疗一侧外周前庭功能受损的患者。习服练习以一系列运动和姿势为基础，较适于一侧前庭功能慢性减退的患者，可减轻患者头动不适的症状。练习步骤如下：

（1）坐位—仰卧—侧卧。

（2）仰卧—侧卧—坐位。

（3）Dix-Hallpike 位置—坐位。

（4）坐位—膝。

（5）坐位—转头。

（6）站立—转身。

二、运动病（晕车）康复练习

运动病（晕车）康复练习包括刺激前庭迷路的 4 类运动：①上体左右侧倾；②转头-屈体旋转；③上体前屈旋转；④前屈-转头旋转。

三、凝视稳定性训练

1. 急性期（也可用于慢性期，未代偿患者）　水平、垂直练习一遍。

训练时注意保持视觉清晰。

2. 亚急性期

（1）头眼练习。

（2）前庭反射练习。

3. 慢性期 患者注视面前墙上的视觉目标，站在软垫上进行前庭反射练习，持续 1～2 分钟。每天至少重复 3～5 次。

四、姿势稳定性训练（平衡练习）

1. 站立练习

（1）患者站在坚实的表面上。

（2）患者练习站在不同硬度的垫子上。

同时配合进行凝视稳定性练习。

2. 行走练习

（1）简单行走。

（2）在不同硬度的地面上练习。

1）简单行走。

2）同时进行凝视稳定性练习。

（3）在狭窄的支撑物上行走。

（4）练习在行走时转身。

（5）练习在斜坡上行走。

五、PPPD 的前庭康复治疗

（1）平衡训练参见"四、姿势稳定性训练（平衡练习）"。

（2）视觉性眩晕训练。

（3）凝视稳定性训练。

六、视觉性眩晕训练

不同类型的视动刺激，并配合软、硬地面的平衡练习和凝视稳定性训练。

七、耳石症预防复发练习

1. 左侧卧位出现眩晕的耳石症的康复治疗　本方法适合向左侧翻身眩晕（向右侧没有眩晕感，起卧、低头、抬头可能有眩晕感）的耳石症患者的家庭自我治疗。①用于耳石症眩晕症状的治疗，24 小时没有症状可以停止练习；②用于耳石症反复发作的预防性练习，每周进行一次自我治疗，持续 1 年。

2. 右侧卧位出现眩晕的耳石症的康复治疗　本方法适合向右侧翻身眩晕（向左侧没有眩晕感，起卧、低头、抬头可能有眩晕感）的耳石症患者的家庭自我治疗。①用于耳石症眩晕症状的治疗，24 小时没有症状可以停止练习；②用于耳石症反复发作的预防性练习，每周进行一次自我治疗，持续 1 年。

3. 双侧翻身均出现眩晕的耳石症预防复发家庭练习　本方法适合向双侧翻身均出现短暂眩晕（水平半规管耳石症）的耳石症患者的家庭自我治疗。用于水平半规管耳石症反复发作的预防性练习，每周进行一次自我治疗，持续 1 年。

（1）平卧向左转动 360°（每次翻转 90°）。

（2）平卧向右转动 360°（每次翻转 90°）。

耳石症预防复发练习的注意事项：

（1）治疗应尽早开始，早期开始可以改善前庭疾病患者的预后。

（2）循序渐进，开始时练习时间可以很短暂，然后逐步延长练习时间。

（3）鼓励头部运动。慢性前庭功能异常者会限制自身的运动，包括减少头部运动，以避免出现眩晕和不稳感。主动、积极的头部运动可以改善运动引起的症状。

（4）运动可能导致患者头晕和不平衡感加重。康复锻炼期间，在感觉好转之前可能会有一段感觉更糟的时期，需要度过这段时间。如果症状变得严重或持续的时间更长，需要向专业人员咨询。

（5）开始时，患者每天进行 3～5 次练习，重复的次数根据患者的耐受程度调整。

（6）为了达到最佳的康复效果，需要保持前庭系统处于一定的紧张度。要求患者慢慢加快头部运动的速度，并逐渐适应。

（7）明确的练习效果需要一定的时间才能显现。开始时症状可能加重，须继续练习，逐渐增加练习时间、速度和难度。

八、急性前庭损伤的康复治疗方法

这一方法适合急性期患者，尤其是不方便到门诊随诊者。内容包括头动、眼动、静态平衡和动态平衡练习，以及平衡和眼动、头动的综合练习。练习步骤如下：

（1）坐在床上（第1～2天）。

（2）坐在椅子上（第3～4天）。

（3）站立（第5～7天）。

（4）四处走动（第8天以后）。

（吴子明）

第十九章

眩晕病例分析

一、良性阵发性位置性眩晕

1. 病史 患者女性，35 岁，出现与体位改变有关的眩晕 3 天。当患者在床上向右侧翻身、抬头时出现眩晕感，且眩晕的持续时间为 20 秒左右。患者无耳聋及耳鸣，也无其他神经异常症状。在夜间发作，曾去急诊，医生按后循环缺血给予治疗，但效果不佳。发病以来，患者有轻度不稳感，但行走正常，血压正常，血糖、血脂正常。

2. 检查与分析 根据患者的病史，最可能的诊断是良性阵发性位置性眩晕（BPPV）。在随后进行的前庭功能检查中，Dix-Hallpike 试验发现向右侧出现眼震，见图 19-1，从卧位回到坐位后，患者的眼震方向出现逆转。整个检查过程中，每个位置的眼震和眩晕的持续时间都未超过 30 秒。

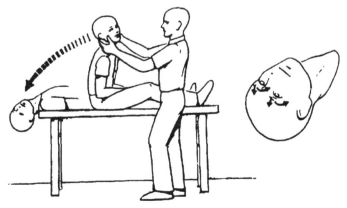

图 19-1 右侧后半规管 BPPV 的 Dix-Hallpike 试验及眼震

这样，该患者良性阵发性位置性眩晕的诊断就确立了。评估包括细致的耳神经学检查，病史最重要。Dix-Hallpike 试验是一项关键的诊断方法，即通过 Frenzel 透镜或眼震图观察眼震。典型反应可在坐位快速改变至头位向左或向右倾斜时诱发。

二、梅尼埃病

病例 1

1. 病史　患者男性，36 岁，卡车司机。发作性眩晕 5 年，眩晕每次持续 30 分钟至 3 小时。发病开始 4 年余，每年 2～3 次；近 4 个月来，发作频繁，平均每月 1 次。发作时一般都伴有恶心、呕吐。左侧耳鸣已经出现 6 年，眩晕时耳鸣加重。随着眩晕反复发作，左侧听力逐渐下降，在发作的间期，左侧听力会有所改善，但左侧耳鸣和耳闷感无改善。患者在熬夜开车后易发作。

2. 检查与分析　根据患者病史，可能的诊断为左侧梅尼埃病。检查结果如下：纯音测听，右耳正常，左耳呈平坦型听力曲线，平均听阈为 45dB。耳蜗电图，右侧未见-SP，左侧-SP/AP=0.53。冷热试验，UW（左）=47%。前庭诱发的肌源性电位，左侧低振幅。

根据上述病史，结合检查结果，可以确立梅尼埃病的诊断。这是一例典型的梅尼埃病，在诊断中要注意梅尼埃病的波动性、进行性特点。该患者的积水范围可能已达耳蜗、球囊和半规管。

病例 2

1. 病史　患者男性，56 岁。26 年前左侧耳鸣后出现眩晕，眩晕开始时持续十余小时。2002 年第一次出现晕倒，意识清楚，但不能控制。2002 年晕倒 5～6 次；2003 年晕倒 4 次；2004 年连续晕倒 3 次。近 5 年来听力逐渐下降，最近 2 年更明显。右耳有轻微耳鸣。2001 年前耳鸣后出现眩晕、畏光、畏声。

2. 检查与分析　纯音测听：双侧感音神经性聋。听性脑干反应：正常。耳蜗电图：左侧未引出-SP，右侧-SP/AP=1.18。前庭诱发的肌源性电位：双侧 p13 潜伏期延长，甘油试验后 p13 潜伏期恢复正常；前庭冷热试验，UW（左）=100%，摇头眼震检查引出双相眼震，第一相向左，第二相向右。临床诊断：双侧梅尼埃病。双侧梅尼埃病一般是一侧梅尼埃病后数年才出现对侧受累的临床表现。

三、迟发性膜迷路积水

1. 病史 患者女性，27 岁。左耳自幼无听力（可能是链霉素致聋）。患者于 2002 年 11 月开始出现眩晕，持续 1~2 小时。2003 年 10 月加重，持续 2 小时。2004 年 3 月进一步加重，发作频繁，持续时间延长，达 6~7 小时。

2. 检查与分析 纯音测听：左耳重度聋，前庭冷热试验 UW（右）=22%。前庭诱发的肌源性电位：右侧未引出。迟发性膜迷路积水的诊断前提是一侧首先重度耳聋，然后出现与梅尼埃病类似的眩晕。迟发性膜迷路积水的诊断除了纯音测听外，耳蜗电图检查、前庭冷热试验和前庭诱发的肌源性电位检查是重要的实验室检查。耳蜗电图对于判断对侧耳的状态有一定帮助。

四、前庭神经元炎

1. 病史 患者男性，23 岁。发作性自身不稳、视物旋转伴恶心 7 天，症状为持续性，无头痛、耳聋及耳鸣。

2. 检查与分析 前庭冷热试验，UW（左）=49%，左侧前庭功能低下。前庭诱发的肌源性电位：左侧振幅降低。听性脑干反应、纯音测听正常。MRI 检查正常。鉴别诊断包括引起眩晕的其他原因，常需行详细的病史采集、物理检查及听力检测。物理检查应包括神经系统检查，注意脑神经表现及小脑试验。排除耳部感染引起的迷路炎。如早期检查，可发现急性炎症期的刺激性眼震。患者通常在初期症状消失而出现更严重的麻痹或功能不全时才去检查。冷热试验表现为患侧水平半规管功能低下。

五、Hunt 综合征

1. 病史　患者女性，59 岁。主因右耳痛、右耳听力下降及右侧面瘫并伴眩晕 2 天就诊。患者右耳未见水疱。

2. 检查与分析　右耳感音神经性聋。100dB nHL 听性脑干反应显示各波潜伏期及峰间期正常。颞骨 CT 正常。冷热试验提示左侧水平半规管功能低下，主观垂直视觉检查显示向左侧偏斜 10°，前庭诱发的肌源性电位提示左侧低振幅。诊断：右耳 Hunt 综合征。Hunt 综合征通常累及耳蜗和（或）前庭系统，急性前庭病的神经机制以往并不清楚。Hunt 综合征耳蜗累及率为 7%～85%，前庭累及率为 72%～85%。本例患者前庭上、下神经均受累及。

六、脑桥小脑角肿瘤

1. 病史　患者女性，44 岁。走路或开车时有不平衡感，并且视物模糊，伴左耳进行性听力下降 1 年。

2. 检查与分析　听力图显示：左耳感音神经性聋，右耳听力正常。MRI 增强扫描可见左侧脑桥小脑角处有一长径 4cm 的肿块，中脑下部、脑桥、延髓上部和小脑受压。面神经功能检查正常，双侧对称；左侧面中部对棉花的触觉轻度下降；左侧角膜反射减退。可见变向型的凝视性眼震，平稳跟踪、扫视及抑制试验都正常。快速向右甩头时前庭-眼反射正常，但头向左运动时会导致纠正性的扫视运动。Frenzel 镜检查后，右侧凝视性眼震比左侧更明显。摇动头部仅见眼球向左侧的单次移动，同时伴有单个纠正性的扫视运动（眼球快速回位）；垂直摇头无眼震诱出。诊断为听神经瘤。其主要表现为听力下降。未出现眩晕或平衡失调的症状是因为前庭神经功能随着肿瘤生长而缓慢减退，而不像前庭神经炎那样突然起病。

七、双侧前庭病

1. 病史　患者女性，34 岁。因糖尿病引起的肾衰竭已行腹膜透析治疗一年半。就诊前 6 个月和 9 个月因腹膜炎曾应用庆大霉素治疗。药物治疗后无平衡障碍。2 个月后再发腹膜炎，再次接受庆大霉素静脉滴注治疗。数天后患者诉头晕和耳鸣，发生平衡障碍，没有辅助设备不能行走。头活动时视物模糊。

2. 检查与分析 快相向左的自发性眼震，双侧头快速运动有大的矫正性扫视，头向右侧快速运动比向左侧运动时更明显。患者不能进行摇头性眼震试验，头动引起重度恶心和呕吐，头缓慢运动也会引起重度恶心。闭目直立试验阳性，强化的闭目直立试验和 Fukuda 踏步试验未进行。没有人帮助患者不能行走。CT 和 MRI 检查均正常。听力图显示为不对称的感音神经性聋，右侧较左侧重。冷热试验显示双侧反应低下。转椅检查显示前庭功能低下。根据该患者的体征和症状（眩晕、平衡障碍、振动幻视、自发性眼震和甩头试验阳性）确诊为双侧前庭病，病史包括多次应用耳毒性药物庆大霉素治疗。应用耳毒性药物可发生双侧前庭功能障碍，出现振动幻视和平衡障碍症状。典型病例的前庭损害是对称的，患者不发生眩晕和自发性眼震。眩晕和自发性眼震与单侧前庭损害或不对称的双侧前庭损害有关。

八、上半规管裂综合征

1. 病史 患者男性，46 岁。因反复发作眩晕伴左耳听力下降 1 年就诊。患者 1 年前反复出现强声眩晕，用力屏气及挖耳时也可出现类似症状。

2. 检查与分析 检查发现患者用力屏气时可见向右的水平旋转性眼震。纯音测听显示右耳 250Hz、500Hz、1000Hz、2000Hz 骨导听阈正常，并有气-骨导差。左耳听阈正常，没有气-骨导差。双耳鼓室图均为 A 型，声反射正常。前庭冷热试验未见异常，前庭诱发的肌源性电位检查阈值为左侧 100dB，右侧 70dB。高分辨率 CT 半规管三维重建提示右侧上半规管上壁有骨质缺损。上半规管裂综合征于 1998 年第一次被报道，典型症状为低频听力下降，强声或中耳、颅内压增高时可诱发眩晕。患者也可仅表现为低频听力下降不伴眩晕，易被误诊为耳硬化症。对于本病，高分辨率 CT 半规管三维重建和前庭诱发的肌源性电位检查是诊断的关键。

九、外 淋 巴 瘘

1. 病史　患者女性，38 岁。快速动头时出现头晕感，没有明显的眩晕。头晕症状在屈身、咳嗽、打喷嚏时加重，并伴右侧耳鸣和听力下降。患者半年前车祸时头部发生过撞击。患者一般情况好，平素健康，没有服用药物。

2. 检查与分析　纯音测听：左耳正常，右耳混合性聋。听骨位置异常。鼓气耳镜检查发现在右耳加压时出现头晕的症状。甩头试验和摇头眼震试验均正常。冷热试验结果：UW（右）=24%，并有右向的优势偏向。根据以上情况，右耳外淋巴瘘的可能性较大。为了治疗和进一步明确诊断，手术探查发现右听骨链脱位及蜗窗瘘。外淋巴瘘可能在原因不明的眩晕中占相当大的比例。由于其症状和体征变异大，且缺乏特殊的确诊性试验，诊断比较困难。耳镜检查十分重要。在头部外伤或气压损伤的病例，早期可见血鼓室。在鼓膜穿刺损伤者可见鼓膜穿孔，亦可能会导致听骨链中断及高位瘘管。用手施压耳屏前或通过鼓气耳镜给鼓膜加压，可引发或加剧眩晕（Hennebert 征）或诱发眼震。听力学检查通常表现为混合性或感音神经性听力损失，这种听力损失可以非常严重，且通常高频受累重于低频。冷热试验眼震电图可正常或患侧前庭功能减退。随着鼓膜压力的增加，通过记录眼球运动或测定躯体摇摆，可增加临床瘘管试验的特异性，但这些试验并非对所有瘘管的检测都可靠。诊断仍主要依据病史，并根据病史和症状进行治疗。本病确诊的唯一方法是中耳镜下手术探查时让患者做 Valsalva 动作。

十、颈 性 眩 晕

1. 病史　患者男性，63 岁。患者诉头晕阵发性反复发作 1 年。从卡车卸物品后出现颈部轻度不适、僵直，明显不稳感，向左侧失衡。无眩晕感，无伴发耳部症状。此后慢性头晕和平衡失调持续存在。头动、用力或保持一个姿势坐得过久时（驾车、阅读后）症状加重。伴随平衡失调加重有颈部和肩部症状，颈上部僵直及轻到中度疼痛。患者无振动幻视、位置性眩晕，无偏头痛，也无肢体麻木、无力或不协调。

2. 检查与分析　MRI 和颈动脉超声检查正常。冷热试验正常，视眼动系统正常。听力图示双侧轻度高频感音神经性听力下降。病史无其他明显异常。无摇头眼震。Dix-Hallpike 试验双侧阴性。按压耳屏、捏鼻鼓气和过度通气均未诱发眼震或眩晕。动态视敏度正常。闭目直立试验睁眼正常，闭眼可站立 30 秒，但摆动过度。软垫闭目直立试验睁眼正常，闭眼依旧出现摆动增加。强化的闭目直立试验睁眼正常，闭眼阳性，最多可站立 20 秒。自由步态速度正常，无共济失调。步行时患者转头出现轻微的共济失调，可激发颈部不适和平衡失调症状。颈部屈和伸轻度受限。向左旋转至最大角度时有颈部症状和平衡失调。左侧枕下部肌肉有压痛。$C_2 \sim C_3$ 旋转受限。体检未发现一侧或双侧前庭功能低下的证据。此外，也无良性阵发性位置性眩晕的病史和体征。病史中用力诱发眼震提示为外淋巴瘘，但体检未发现相应的体征，尤其是按压耳屏或捏鼻鼓气均未诱发眼震或眩晕。平衡检查示静态姿势稳定性轻度紊乱（闭目直立试验摆动增加，强化闭目直立试验闭眼阳性）。患者显示有应用前庭信号维持直立站姿的能力。步行时转头表现出轻度的动态姿势不稳。根据以上分析，患者诊断为颈性眩晕。

十一、前庭性偏头痛

1. 病史　患者女性，47 岁。主诉恶心、平衡障碍、偶尔呕吐和耳胀满 10 年，无耳聋或耳鸣。血压正常，血糖、血脂正常。患者有运动病史，眩晕发作时畏声，但对光线不敏感。

2. 检查与分析　听力图正常。曾诊断为可疑梅尼埃病，给予氢氯噻嗪等治疗，并禁止摄入咖啡因和尼古丁，但症状控制不佳。此后出现头痛（常是左额部痛），有时发作时耳部有压迫感，夏季加重。30 岁后曾有月经来潮时伴严重头痛史。冷热水试验、转椅检查、前庭诱发的肌源性电位检查、头部 MRI 检查正常。患者开始发病时不伴头痛。因为缺少头痛症状，不符合典型前庭性偏头痛的诊断标准。给予抗偏头痛药阿米替林治疗，并进行预防性用药，症状得到控制，无头痛和眩晕发作。

十二、急性小脑梗死

1. 病史　患者男性，63 岁。眩晕 4 小时来院急诊。患者在观看足球比赛时突然出现眩晕，随后伴恶心和呕吐。患者不能平稳行走，需要搀扶。患者来院时仍有眩晕，并有轻微头痛，定位不明确。患者近来无病毒感染史。高血压病史多年，服药后血压控制好。血糖、血脂正常。

2. 检查与分析　根据病史，患者可以初步诊断为急性前庭病，但仍不能明确是前庭神经炎还是前庭缺血或脑干、小脑异常。但患者轻微的头痛和高血压病史提示可能是中枢神经系统缺血。体格检查：血压 130/100mmHg。神志清、眼动正常。凝视正前方出现左向水平-扭转性眼震，向左凝视眼震增加，向右凝视眼震减弱。其他脑神经检查正常。闭目直立试验：站立时出现向左倾倒。前庭功能检查：冷热试验固视抑制失败。患者有外周病变的一些指征，但步行困难、协调障碍、闭目直立试验向左倾倒等提示可能为颅后窝梗死或出血。此时，影像学检查是必需的。头颅 MRI 检查发现右侧小脑下部梗死。最后诊断：急性小脑梗死。

（吴子明　陈　曦）

参 考 文 献

李森美，吴育彬，1999. 锁骨下动脉盗血综合征. 实用医学杂志，15（7）：513，514.

刘产，2006. 内耳病. 北京：人民卫生出版社，317-320.

王振华，杜一，吴子明，2019. 老年性前庭病的诊断标准（草案）——Bárány 协会分类委员会的一致性意见. 听力学及言语疾病杂志，27（2）：119-123.

吴子明，张素珍，2015. 前庭症状国际分类与解析. 中华耳科学杂志，13（1）：187-189.

章翔，2002. 脑卒中诊断治疗学. 北京：人民军医出版社，181-186.

中国医师协会神经内科医师分会疼痛和感觉障碍学组，中国医药教育协会眩晕专业委员会，中国研究型医院学会头痛与感觉障碍专业委员会，2018. 前庭性偏头痛诊治专家共识（2018）. 中国疼痛医学杂志，24（7）：481-488.

Acierno MD, Trobe JD, Shepard NT, et al, 1997. Two types of oscillopsia in a patient with idiopathic vestibulopathy. J Neuroophthalmol, 17: 92-94.

Agrawal Y, Van de Berg R, Wuyts F, et al, 2019. Presbyvestibulopathy: Diagnostic criteria consensus document of the Classification Committee of the Bárány Society. J Vestib Res, 29（4）: 161-170.

Arbusow V, Strupp M, Dieterich M, et al, 1998. Serum antibodies against membranous labyrinth in patients with idiopathic bilateral vestibulopathy. J Neurol, 245: 132-136.

Baloh RW, Honrubia V, 2000. Clinical Neurophysiology of the Vestibular System. 2nd ed. Philadelphia: FA Davis Co.

Baloh RW, Jacobson K, Fife T, 1994. Familial vestibulopathy: A new dominantly inherited syndrome. Neurology, 44: 20-25.

Barin K, Dodson EE, 2011. Dizziness in the elderly. Otolaryngologic Clinics of North America, 44（2）: 437-454.

Basura GJ, Adams ME, Monfared A, et al, 2020. Clinical practice guideline: Ménière's disease. Otolaryngol Head Neck Surg, 162（Suppl 2）: S1-S55.

Bisdorff A, von Brevern M, Lempert T, et al, 2009. Classification of vestibular symptoms: Towards an international classification of vestibular disorders. Journal of Vestibular Research, 19（1/2）: 1-13.

Black FO, Nashner LM, 1984. Postural disturbance in patients with benign paroxysmal positional nystagmus. Ann Otol Rhinol Laryngol, 93（6 Pt 1）: 595.

Brandt T, Schautzer F, Hamilton DA, et al, 2005. Vestibular loss causes hippocampal atrophy and impaired spatial memory in humans. Brain, 128: 2732-2741.

Bronstein AM, Hood JD, 1986. The cervico-ocular reflex in normal subjects and patients with absent vestibular function. Brain Res, 373 (1-2): 399-408.

Cass SP, Borello-France D, Furman JM, 1996. Functional outcome of vestibular rehabilitation in patients with abnormal sensory-organization testing. Am J Otol, 17 (4): 581-594.

Cawthorne T, 1944. The physiological basis for head exercises. J Chart Soc Physiother, 30: 106.

Cheng XM, Ziegler DK, Lai YH, et al, 1999. Stroke in China, 1986 through 1990. Am J Med Sci, 317 (3): 160-167.

Cohen H, 1994. Vestibular rehabilitation improves daily life function. Am J Occup Ther, 48 (10): 919.

Cooksey FS, 1946. Rehabilitation in vestibular injuries. Proc R Soc Med, 39(5): 273-278.

Cowand JL, Wrisley DM, Walker M, et al, 1998. Efficacy of vestibular rehabilitation. Otolaryngol Head Neck Surg, 118 (1): 49-54.

Crane BT, Demer JL, 1997. Human gaze stabilization during natural activities: Translation, rotation, magnification, and target distance effects. J Neurophysiol, 78 (4): 2129-2144.

Davis PH, Dambrosia JM, Schoenberg BS, et al, 1987. Risk factors for ischemic stroke: A prospective study in Rochester, Minnesota. Ann Neurol, 22 (3): 319-327.

Deutschlander A, Glasewr M, Strupp M, et al, 2005. Immunosuppressive treatment in bilateral vestibulopathy with inner ear antibodies. Acta Oto-Laryngologica, 125: 848-851.

Dodick DW, Brown RD, Britton JW, et al, 1999. Nonaneurysmal thungerclap headache with diffuse, multifocal, segmental, and reversible vasospasm. Cephalalgia, 19 (2): 118-123.

Eggers SDZ, Bisdorff A, von Brevern M, et al, 2019. Classification of vestibular signs and examination techniques: Nystagmus and nystagmus-like movements. Journal of Vestibular Research, 29 (2/3): 57-87.

Ferro JM, Costa I, Melo TP, et al, 1995. Headache associated with transient ischemic attacka. Headache, 35 (9); 544-548.

Fetter M, Zee DS, 1988. Recovery from unilateral labyrinthectomy in rhesus monkey. J Neurophysiol, 59 (2): 370-393.

Fiebert IM, Brown E, 1979. Vestibular stimulation to improve ambulation after a cerebral vascular accident. Phys Ther, 59 (4): 423-426.

Fischer B, Ramsperger E, 1986. Human express saccades: Effects of randomization and daily practice. Exp Brain Res, 64（3）: 569-578.

Gacek RR, 1991. Singular neurectomy update Ⅱ. Review of 102 cases. Laryngoscope, 101（8）: 855.

Gill-Body KM, Popat RA, Parker SW, et al, 1997. Rehabilitation of balance in two patients with cerebellar dysfunction. Phys Ther, 77（5）: 534-552.

Gillespie MB, Minor LB, 1999. Prognosis in bilateral vestibular hypofunction. Laryngoscope, 109: 35-41.

Gong W, Merfeld DM, 2000. Prototype neural semicircular canal prosthesis using patterned electrical stimulation. Ann Biomed Eng, 28: 572-581.

Gresty MA, Hess K, Leech J, 1977. Disorders of the vestibulo-ocular reflex producing oscillopsia and mechanisms compensating for loss of labyrinthine function. Brain, 100（4）: 693-716.

Halmagyi GM, Fattore CM, Curthoys IS, et al, 1994. Gentamicin vestibulotoxicity. Otolaryngol Head Neck Surg, 111: 571-574.

Hecker HC, Haug CO, Herndon JW, 1974. Reatment of the vertiginous patient using Cawthorne's vestibular exercises. Laryngoscope, 84（11）: 2065-2072.

Herdman S, 2000. Vestibular Rehabilitation. 2nd ed. Philadelphia: FA Davis Co.

Herdman S, Schubert M, Tusa R, 2001. Role of central preprogramming in the dynamic visual acuity with vestibular loss. Arch Otolaryngol Head Neck Surg, 127（10）: 1205-1210.

Horak FB, Nashner LM, 1986. Central programming of postural movements: Adaptation to altered support surface configurations. J Neurophysiol, 55（6）: 1369-1381.

Howard G, 1999. Why do we have a stroke belt in the southeastern United States? A review of unlikely and uninvestigated potential causes. Am J Med Sci, 317（3）: 160-167.

Kasai T, Zee DS, 1978. Eye-head coordination in labyrinthine-defective human beings. Brain Res, 144（1）: 123-141.

Lee EB, Seo KS, 2003. Acute symptomatic traumatic subclavian steal syndrome: Case report. J Trauma, 55（2）: 370-371.

Leigh RJ, Huebner WP, Gordon JL, 1994. Supplementation of the human vestibule-ocular reflex by visual fixation and smooth pursuit. J Vest Res, 4（5）: 347-353.

Loh E, Sutton MS, Wun CC, et al, 1997. Ventricular dysfunction and the risk of stroke after myocardial infarction. N Engl J Med, 336（4）: 251-257.

Mathog RH, Peppard SB, 1982. Exercise and recovery from vestibular injury. Am J Otolaryngol, 3（6）: 397-407.

McCabe BF, Sekitani T, 1972. Further experiments on vestibular compensation.

Laryngoscope, 82（3）：381-396.

Meyer JS, Terayama Y, Konno S, et al, 1998. Age-related cerebrovascular disease alters the symptomatic course of migraine. Cephalagia, 18（4）：202-208.

Monsell EM, Brackmann DE, Linthicum FH, 1988. Why do vestibular destructive procedures sometimes fail? Otolaryngol Head Neck Surg, 99（5）：472-479.

Nighoghossian N, Derex L, trouillas P, et al, 1998. Multiple intracerebral hemorrhages and vasospasm following antimigrainous drug abuse. Headache, 38（6）：478-480.

Norre ME, de Weerdt W, 1980. Treatment of vertigo based on habituation. 1. Physio-pathological basis. J Laryngol Otol, 94（7）：689-696.

Norre ME, de Weerdt W, 1980. Treatment of vertigo based on habituation. 2. Technique and results of habituation training. J Laryngol Otol, 94（9）：971-977.

Omae T, Hirai Y, Fujii K, et al, 2005. Subclavian steal phenomenon induced by arteriovenous fistula for hemodialysis. Nippon Naika Gakkai Zasshi, 94（1）：129-131.

Pai MC, Yang SS, 1999. Transient global amnesia：A retrospective study of 25 patients. Chung Hua I Hsueh Tsa Chih Taipei, 62（3）：140-145.

Peppard SB, 1986. Effect of drug therapy on compensation from vestibular injury. Laryngoscope, 96（8）：878-898.

Sacco RL, Benjamin EJ, Broderick JP, et al, 1997. American Heart Association Prevention Conference, Ⅳ：prevention and rehabilitation of stroke, risk factors. Stroke, 28（7）：1507-1517.

Sacks FM, Pfeffer MA, Moye LA, et al, 1996. The effect of pravastatin on coronary events after myocardial infarction in patients with average cholesterol levels. N Engl J Med, 335（1）：1001-1009.

Sargent EW, Goebel JA, Hanson JM, et al, 1997. Idiopathic bilateral vestibular loss. Otolaryngol Head Neck Surgery, 116：157-162.

Schüler O, Strupp M, Arbusow V, et al, 2003. A case of possible autoimmune bilateral vestibulopathy treated with steroids. J Neurol Neurosurg Psychiatry, 74：825.

Schulz P, Arbusow V, Strupp M, et al, 1999. Sympathetic contralateral vestibulopathy after unilateral zoster oticus. J Neurol Neurosurg Psychiatry, 66：672-676.

Shelhamer M, Robinson DA, Tan HS, 1992. Context-specific adaptation of the gain of the vestibule-ocular reflex in humans. J Vestib Res, 2（1）：89-96.

Shepard NT, 1993. Vestibular and balance rehabilitation therapy. Ann Otol Rhinol Laryngol, 102（3 Pt 1）：198-205.

Shepard NT, Telian SA, 1995. Programmatic vestibular rehabilitation. Otolaryngol Head Neck Surg, 112（1）：173-182.

Shumway-Cook A, Horak FB, 1990. Rehabilitation strategies for patients with vestibular deficits. Neurol Clin, 8（2）: 441-457.

Staab JP, Eckhardt-Henn A, Horil A, et al, 2017. Diagnostic criteria for persistent postural-perceptual dizziness（PPPD）: Consensus document of the Committee for the Classification of Vestibular Disorders of the Bárány Society. J Vestib Res, 27（4）: 191-208.

Strupp M, Lopez-Escamez JA, Kim JS, 2016. Vestibular paroxysmia: Diagnostic criteria. J Vestib Res, 2016, 26（5-6）: 409-415.

Suarez H, 2003. Changes in postural control parameters after vestibular rehabilitation in patients with central vestibular disorders. Acta Otolaryngo, 123（2）: 143-147.

Thomassen L, Aaril JA, 1994. Subclavian steal phenomenon. Clinical and hemodynamic aspects. Acta Neurol Scand, 90（4）: 241-244.

Viriyavejakul A, 1990. Stroke in Asia: An epidemiological consideration. Clin Neuropharmacol, 13（Suppl 3）: S26-S33.

Voorhees RL, 1989. The role of dynamic posturography in neurotologic diagnosis. Laryngoscope, 9（10 Pt 1）: 955-1001.

Voorhees RL, 1990. Dynamic posturography findings in central nervous system disorders. Otolaryngol Head Neck Surg, 103（1）: 96-101.

Whitney SL, Rossi MM, 2000. Efficacy of vestibular rehabilitation. Otolaryngol Clin North Am, 33（3）: 659-672.

Wolf PA, Abbott RD, Kannel WB, 1991. Atrial fibrillation as an independent risk factor for stroke: The Framingham Study. Stroke, 22（8）: 983-988.

Yardley L, 2000. Overview of the psychologic effects of chronic dizziness and balance disorders. Otolaryngol Clin North Am, 33（3）: 603.